Anaesthesiology and Resuscitation
Anaesthesiologie und Wiederbelebung
Anesthésiologie et Réanimation

38

Editores
Prof. Dr. R. Frey, Mainz · Dr. F. Kern, St. Gallen
Prof. Dr. O. Mayrhofer, Wien

H. Benzer

Respiratorbeatmung und Oberflächenspannung in der Lunge

Der Einfluß der intermittierenden Überdruckbeatmung auf den Antiatelektasefaktor in der Kaninchenlunge

Mit 17 Abbildungen

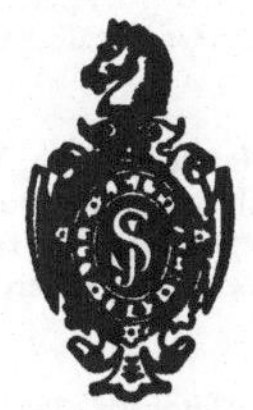

Springer-Verlag Berlin Heidelberg New York 1969

Dr. med. HERBERT BENZER

Institut für Anaesthesiologie der Universität Wien, Österreich
(Vorstand: Prof. Dr. O. MAYRHOFER)

Titel-Nr. 7394

ISBN-13 : 978-3-540-04410-9   e-ISBN-13 : 978-3-642-48197-0
DOI : 10.1007/978-3-642-48197-0

Geleitwort

Der Autor dieser kleinen Monographie war ursprünglich Chirurg, wechselte aber vor mehreren Jahren zur Anaesthesiologie über. Er hat sich im Verband meines Institutes sehr erfolgreich im Laboratorium für klinische Atemphysiologie betätigt und sich später ein eigenes kleines experimentelles Laboratorium eingerichtet, um dort mit verschiedenen Methoden das Problem der Oberflächenspannung – vor allem in den Lungen – zu studieren.

Schon H. v. HAYEK (1952) und später PATTLE, CLEMENTS u. a. haben auf die Bedeutung der Oberflächenspannung und des ihr entgegen wirkenden Antiatelektasefaktors für die Entfaltung und Stabilität der Lungenalveolen hingewiesen. Dieser Faktor, im englischen Schrifttum auch „Surfactant" genannt, ist chemisch ein Komplex von Phospholipiden, der offenbar nur von reifen und gesunden Alveolarepithelzellen gebildet werden kann.

BENZER und Mitarb. konnten in experimentellen Untersuchungen die Annahme der Gruppe um PATTLE, AVERY und MEAD bestätigen, daß das „Respiratory-Distress"-Syndrom und die Hyaline Membranen-Erkrankung des Neugeborenen auf einem angeborenen Mangel an Surfactant beruhen. Darüber hinaus konnten BENZER und Mitarb. zeigen, daß im Rahmen der pulmonalen Fettembolie durch Fettsäuremoleküle die Funktion des Surfactantfilmes gestört wird, wodurch es zu erhöhter Oberflächenspannung in den Alveolen und somit u. a. zu einer verstärkten Atelektaseneigung kommt.

Zusammenhänge zwischen einem Mangel an Surfactant und der verminderten Compliance, wie sie u. a. BENDIXEN und LAVER bei der Respiratorbeatmung immer wieder gefunden hatten, waren bisher zwar vermutet, aber noch nicht exakt nachgewiesen worden. Den Beweis einer Schädigung des oberflächenaktiven Films durch die künstliche Beatmung hat BENZER in der vorliegenden Studie geliefert. Er hat aber zugleich auch Wege dafür gewiesen, daß diese Schädigung abgeschwächt oder vermieden werden kann.

Wenngleich auch die an der Kaninchenlunge gewonnenen Ergebnisse nur mit Vorbehalt auf die Situation beim Menschen übertragen werden können, so glauben wir doch, daß ihnen große praktische Bedeutung zukommt. Jeder Arzt, der mit Respiratorbeatmung, sei es im Operationssaal oder im Rahmen der Intensivtherapie, befaßt ist, sollte diese pathophysiologischen Zusammenhänge kennen. Bei der großen Aktualität dieses Themas und der wachsenden Bedeutung der Langzeitbeatmung, deren Gefahren weithin bekannt sind, ist wohl mit Recht anzunehmen, daß dieses kleine Buch einen weitreichenden und interessierten Leserkreis finden wird.

Wien, im Herbst 1968 O. MAYRHOFER

Vorwort

Die Ergebnisse der vorliegenden Untersuchungen zeigen, daß die Respiratorbeatmung im Tierexperiment zu einer Störung der Oberflächenspannungsverhältnisse in der Lunge führen kann.

Diese Arbeit soll der Erforschung der Pathogenese von Beatmungsschäden neue Anregungen geben, sie möge weitere Forschungsgruppen ermuntern, sich mit den pathogenetischen Zusammenhängen zwischen gestörter Oberflächenspannung in der Lunge und Respiratorlunge experimentell zu befassen.

Meinem hochverehrten Lehrer, Herrn Professor Dr. OTTO MAYRHOFER, Vorstand des Anaesthesie-Institutes der Universität Wien, bin ich zu besonderem Dank verpflichtet, da er diese Arbeit anregte und stets mit großem Interesse verfolgte und unterstützte.

Danken möchte ich meinen Mitarbeitern, Dr. J. LEMPERT, cand. med. W. TÖLLE und M. BAUM, mit denen ich seit 2 Jahren im experimentellen Laboratorium des Anaesthesie-Institutes die faszinierenden Probleme der Oberflächenspannung in der Lunge bearbeiten kann.

Wien, im Herbst 1968   H. BENZER

Inhalt

Einleitung

Der Einfluß der intermittierenden Überdruckbeatmung auf den
Antiatelektasefaktor in der Kaninchenlunge

Die Erforschung patho-physiologischer Grundlagen der künstlichen
Beatmung hat sich heute in besonderem Maße mit dem Problem der
Komplikationen an der beatmeten Lunge zu befassen.

Diese Komplikationen stellen den Anaesthesisten immer wieder vor
besondere Probleme, sie können nicht selten einen progredienten und
deletären Verlauf nehmen.

So führt die künstliche Beatmung schon nach kurzer Zeit zu einer
passageren Versteifung der Lunge mit Abnahme der Compliance und einer
Störung des Gasaustausches [7, 25, 26, 27, 30, 37, 53, 69, 94, 115]. Schwer-
wiegender sind pulmonale Veränderungen, welche das Bild der Atelektase,
Ödembildung und Pneumonisierung zeigen. Solche Veränderungen können
bis zum Endstadium der Beatmungspneumonose fortschreiten und zum
Tode führen [12, 46, 76, 78].

Durch proliferative Vorgänge im Lungeninterstitium kann sekundär
ein funktioneller Dauerschaden am Atemtrakt entstehen [8]. Die Frage nach
der Ursache solcher Beatmungsfolgen an der Lunge konnte bis heute nicht
befriedigend beantwortet werden. Wohl wissen wir, daß die künstliche
Beatmung durch einen überatmosphärischen Druck im Thoraxraum zwangs-
läufig die Alveolarwand, die Capillaren und die Lymphbahnen unphysiologisch belastet. Wir kennen verschiedene Einzelfaktoren, welche an der
Entwicklung von Beatmungskomplikationen eine mehr oder weniger große
primäre oder sekundäre Bedeutung haben. So kann die Capillarschädigung
Exsudation und Ödembildung auslösen. Der Abtransport dieser Flüssigkeit über die Lymphbahnen ist durch die geänderten Druckverhältnisse im
Thoraxraum gestört. Eine Desquamation von Alveolarepithelien könnte
dem Auftreten pneumonischer Veränderungen Vorschub leisten [18].

Der massiven und rezidivierenden schleichenden Aspiration, sowie der
Austrocknung der Luftwege, kommen eine besondere Bedeutung zu [18].
Die Toxicität hoher Sauerstoffkonzentrationen in der Beatmungsluft wird
an der Entstehung des Respiratorlungen-Syndroms beteiligt sein [18, 20,
76, 78].

1   Anaesthesiologie und Wiederbelebung, Band 38, Respiratorbeatmung

Die Verschlechterung der Compliance wird auf die Entwicklung von Atelektasen zurückgeführt. Diese sollen durch Obstruktionen im Bereiche peripherer Luftwege und sekundärer Gasresorption entstehen [46].

Einen tieferen Einblick in die komplexen Veränderungen einer Respiratorlunge können uns diese Einzelfaktoren nicht geben, viele Beatmungsschäden an der Lunge können sie nicht befriedigend erklären.

Verschiedene Beatmungsfolgen, wie Reduktion der Compliance, Atelektasen, Lungenödem und hyaline Membranen legen die Vermutung nahe, daß eine Störung der *Oberflächenspannung* (O.S.) in der beatmeten Lunge an den Beatmungsschäden ursächlich beteiligt sein könnte.

Die innere Alveolaroberfläche stellt eine Grenzfläche zwischen einem flüssigen (feuchte innere Alveolaroberfläche) und einem gasförmigen (Alveolarluft) Medium dar. An solchen Grenzflächen treten Oberflächenkräfte auf, welche die Atemmechanik, den Gasaustausch und den Lungenkreislauf beeinflussen.

Während im Inneren einer Flüssigkeit jedes Molekül durch intermolekulare Kräfte an das benachbarte Molekül nach allen Richtungen hin gleichmäßig gebunden ist, unterliegen Moleküle an der Flüssigkeitsoberfläche einem Kräfteungleichgewicht, da ihnen die Bindung nach der Gasseite zu fehlt. Solche Moleküle werden in die Flüssigkeit hineingezogen. Es resultieren daraus Kräfte, welche die Tendenz haben, die Zahl der Grenzmoleküle zu verringern, mit anderen Worten die Grenzfläche einer Flüssigkeit gegen Gas möglichst klein zu gestalten.

Die Alveolen kann man sich als über den Alveoleneingang ausgespannte Halb- oder Dreiviertelkugeln vorstellen. Die Oberflächenspannung wird hier bestrebt sein die innere Oberfläche in Richtung auf den Alveoleneingang zu verkleinern, sie begünstigt also den Kollaps der Alveolen.

Diese durch die O.S. bedingte Tendenz eine Grenzfläche zu verkleinern, erzeugt im Inneren der Alveole einen Druck. Entsprechend der Formel

$$\text{Druck} = \frac{2 \text{ mal O.S.}}{\text{Krümmungsradius}}$$ ist dieser Druck proportional der O.S. und umgekehrt proportional dem Krümmungsradius. In den kleinen Alveolen mit kleinem Radius wird die Tendenz zum Alveolarkollaps deutlicher sein, als in den großen Alveolen. Der Kollapsdruck wird daher auch während der Exspiration größer sein, als während der Inspiration. Es besteht auf Grund der O.S. in der Lunge infolge ihrer großen inneren Oberfläche eine enorme Kraft, welche mit den elastischen Kräften bestrebt ist, die Lunge zu retrahieren. Die Festigkeit der Thoraxwand wirkt dieser Kraft entgegen, am negativen Pleuradruck ist sie meßbar. Würden diese durch die O.S. bedingten Kräfte uneingeschränkt zur Wirkung kommen, wäre eine normale Ventilation unmöglich. Gerade während des Exspiriums könnte der notwendige Entfaltungsdruck in den Alveolen nicht aufgebracht werden. Eine fortschreitende Atelektasebildung müßte die Folge sein.

Dieser oberflächenspannungsbedingte Druck in den Alveolen kann nur dadurch ausgeglichen werden, daß diesem ein anderer Druck in den Alveolen entgegenwirkt.

Diese Stabilisierung wird durch einen an der inneren Alveolarwand ausgebreiteten Oberflächenfilm erreicht. Die Moleküle dieses Filmes rücken während der Verkleinerung der Alveole dicht zusammen und üben einen Gegendruck gegen die Oberflächenspannungskräfte aus.

Dieser Stoff, der im Inneren der Lunge die O.S. herabsetzt, wird, da er der Entstehung von Atelektasen entgegenwirkt, *Antiatelektasefaktor*, im englischen Schrifttum auch als *Surfactant* bezeichnet. Dieser Stoff wird vor allem im Exspirium wirksam. In dieser Atemphase wird der Alveolardurchmesser kleiner, der Kollapsdruck nimmt zu. Gleichzeitig aber wird zu diesem Zeitpunkt die Zugspannung von der Pleura her geringer, der transpulmonale Druck nimmt ab, die Gefahr des Alveolarkollapses ist besonders groß. Die Moleküle des Oberflächenfilmes rücken jedoch gerade im Exspirium dicht zusammen und können dadurch die O.S. bis auf Werte von 0–5 dyn/cm herabsetzen. So vermag auch ein kleinerer transpulmonaler Druck die Alveolen im Exspirium entfaltet zu halten.

Wichtige Untersuchungen zur Entwicklung des Problems O.S. in der Lunge verdanken wir vor allem den Arbeiten von v. NEERGAARD 1929 [77], GRUENWALD 1947 [41], v. HAYEK 1952 [52], PATTLE 1955 [83] und CLEMENTS 1957 [21]. Chemisch wurde der Antiatelektasefaktor als ein Komplex von Phospholipiden analysiert, der Proteine bzw. Polysaccharide enthält (1961 KLAUS, CLEMENTS und HAVEL [59], 1964 FINLEY, MORGAN, FIALKOW und HUBER [34], 1966 ABRAMS [1] und 1967 SCARPELLI, CLUTARIO und TAYLOR [93]).

Die Bildung des Surfactant soll in den Mitochondrien der Alveolarzellen erfolgen. Elektronenoptisch wurde in jüngerer Zeit nachgewiesen, daß nur bestimmte Alveolarzelltypen befähigt sind, Surfactant zu bilden [61, 62]. Grundsätzlich können zwei prinzipielle Defekte der O.S. zu Störungen der Lungenfunktion führen [73]:

1. Eine zu starke Verminderung der O.S. kann die Retraktion einzelner Abschnitte oder der ganzen Lunge hemmen (Cystische Lungenerkrankungen, Lungenemphysem).

2. Fehlt der oberflächenaktive Stoff, wurde er nicht gebildet, zerstört oder gehemmt, steigt die O.S. in der Lunge auf pathologische Werte an. Es werden sich *Atelektasen* bilden, es kommt infolge einer gesteigerten Sogwirkung auf die Lungencapillaren zur *Transsudation* in die Alveolen, zur *Ödembildung*, durch Eindickung des Transsudates entstehen *hyaline Membranen*.

Pathogenetische Zusammenhänge zwischen einer gestörten O.S. und den Lungenveränderungen unter der künstlichen Beatmung muß man auf Grund bestimmter *funktioneller, klinischer* und *pathologisch-anatomischer*

Befunde, welche während der Respiratorbeatmung erhoben wurden, annehmen:

BENDIXEN, HEDLEY-WHYTE, CHIR und LAVER [7] sowie EGBERT, LAVER und BENDIXEN [30] konnten zeigen, daß die Reduktion der Compliance während der Respirator-Beatmung von der Größe des Atemvolumens abhängig ist. Da also die Complianceveränderungen vom Volumen der Lunge, mit anderen Worten, vom Radius der Alveole abhängig sind, kann man Zusammenhänge mit der O.S. mit gutem Grund vermuten.

Vor allem aber sind es die Untersuchungen von BRÜCKE, KUCHER, KUTSCHA-LISSBERG, POKIESER, REGELE und STEINBEREITHNER [18], welche in der Lunge beatmeter Patienten Befunde erheben konnten, welche als typische morphologische Substrate einer gestörten O.S. anzusehen sind.

So unterscheiden diese Autoren auf Grund klinisch-röntgenologischer Beobachtungen 5 Krankheitsverläufe: Progredient *atelektatisch*-pneumonischer Verlauf, *Atelektase*verlauf, primär pneumonischer Verlauf, *Ödem*verlauf und kardialer Verlauf.

Histologisch zeigen solche Lungen u. a. Atelektasen, Ödeme und hyaline Membranen. Solche histo-pathologische Befunde wurden auch von NASH, BLENNERHASSETT und PONTOPPIDAN [76] beschrieben.

Schließlich liegen auch auf dem theoretisch-experimentellen Sektor einschlägige Berichte vor.

Tierexperimentelle Untersuchungen zeigten Veränderungen der Compliance nach artifizieller Beatmung, wobei sich Abhängigkeiten zwischen dem Grad der Veränderungen und der Größe des Atemvolumens, der Atemfrequenz und des endexspiratorischen Druckes ergaben [25, 26, 53, 57, 96, 115].

SCHOEDEL [95, 96] konnte anhand einer genauen Analyse der Volumen-Druckdiagramme zeigen, daß die artifizielle Beatmung bei Rattenlungen nicht die elastischen Elemente, sondern die O.S. in der Lunge irritiert. Ob die Respiratorbeatmung den Antiatelektasefaktor direkt schädigt, oder ob andere Begleitfaktoren, wie zum Beispiel zu hoher Sauerstoffgehalt im Beatmungsgemisch [44] die Irritation des Surfactant verursacht, ist unklar. Die experimentellen Untersuchungen von GREENFIELD [38] sprechen dafür, daß die künstliche Beatmung die Bildung des Antiatelektasefaktors hemmt. Seine Schlußfolgerung, daß Hyperventilation den Antiatelektasefaktor schädige, steht im Widerspruch zu den Ergebnissen anderer Autoren, welche als Untersuchungsmethode Volumen-Druckdiagramme registrierten, während GREENFIELD die Oberflächenspannungsverhältnisse mit der Extraktmethode prüfte.

Die Ergebnisse, welche aus diesen experimentellen Untersuchungen gewonnen wurden, sind zum Teil widersprechend, sie lassen sich auf Grund der Unterschiedlichkeit in den Versuchsanordnungen nur schwer vergleichen. Darüber hinaus sind die Versuche in bezug auf Beatmungstechnik und Versuchsanordnung (Untersuchungen an isolierten Lungen) meist so eingerichtet, daß sich daraus kaum praktische klinische Rückschlüsse ziehen lassen.

Viele Untersuchungen sind primär nicht so angeordnet, daß sie direkte Aussagen über die O.S. in der beatmeten Lunge ermöglichen. Vielfach wird lediglich die Compliance herangezogen, und auf Grund dieses Befundes indirekte Schlüsse auf den Zustand des Antiatelektasefaktors gezogen. Die Aussagekraft in bezug auf die O.S. ist in den vorliegenden Untersuchungen dadurch eingeschränkt, daß die Autoren in den Experimenten meist nur eine Untersuchungsmethode zur Charakterisierung der O.S. heranzogen. Die Oberflächenspannungsverhältnisse sollen jedoch mit verschiedenen Methoden erfaßt werden, denn jede Methode vermag die Oberflächenspannung von einem anderen Gesichtspunkt zu untersuchen, jede Methode hat ihre Fehlerquellen und bringt isoliert herangezogen, die Gefahr der Fehlinterpretation mit sich [11, 70, 106, 107]. Nur die gleichzeitige Anwendung verschiedener Untersuchungsmethoden, und der kritische Vergleich der Meßergebnisse schützt vor Fehlinterpretationen, und ermöglicht sichere Aussagen über die O.S. in der Lunge [11, 90].

Aufgabe dieser Arbeit ist es, im Tierexperiment, anhand einer klinischen Erfordernissen weitestgehend angepaßten Versuchsanordnung zu prüfen, inwieweit die Respiratorbeatmung die O.S. in der Lunge verändert. Die Methodik der künstlichen Beatmung wurde so gewählt, beziehungsweise während des Versuches variiert, daß sich Schlüsse über Zusammenhänge zwischen der Respiratorbeatmung und den Änderungen der O.S. ziehen ließen.

Um eine möglichst direkte und kritische Erfassung der O.S. in der Lunge des Versuchstieres zu ermöglichen, wurden bei jedem Versuch gleichzeitig drei Untersuchungsmethoden (Volumen-Druckdiagramm, Messung der O.S. im Lungenextrakt und Alveolarauspressung nach Pattle) herangezogen.

Methodik

1. Allgemeines

Die Untersuchungen wurden an insgesamt 61 Kaninchen (Gewicht 1170 bis 1920 g) durchgeführt, davon konnten die Befunde von 42 Tieren für die Auswertung herangezogen werden, 11 Tiere wurden zu orientierenden Vorversuchen verwendet, 8 Tiere mußten wegen undichter Lunge verworfen werden.

Die Tiere wurden einleitend mit Urethan (25%ig, 3 ml/kg Körpergewicht in die Ohrvene) oberflächlich narkotisiert, zusätzliche Dosen wurden halbstündlich i.v. appliziert. Zur Muskelrelaxation haben wir d-Tubocurarinchlorid (0,5 mg/kg Körpergewicht) durch eine in die linke Vena femoralis eingebundene Kanüle injiziert. Die Tiere wurden durch Nackenschlag getötet. Sämtliche Tiere wurden tracheotomiert, in das Tracheostoma wurde eine Gummikanüle (Charr. 16) dicht eingebunden. Die Experimente wurden bei Zimmertemperatur durchgeführt, die Tiere wurden in Rückenlage am Operationstisch fixiert.

Erfolgten die Versuche am offenen Thorax, haben wir die Tiere in einem feuchten Zelt gehalten, um die Lungen vor Austrocknung zu schützen. Die Herztätigkeit wurde mit EKG kontrolliert, arterielles Blut für die Blutgasanalyse wurde durch Punktion des linken Herzventrikels gewonnen.

Die kontrollierte Beatmung erfolgte mit dem Baby-Respirator nach H. G. KEUSKAMP [63] der Fa. Loos u. Co Amsterdam. Dieser Respirator wurde speziell zur Beatmung Neugeborener oder Frühgeborener entwickelt, er ermöglicht eine Beatmung mit hoher Frequenz und minimalem Totraum, er ist daher in gleicher Weise zur Beatmung von Kleintieren geeignet. Bei sämtlichen Versuchen wurde eine Atemfrequenz von 40 in der Minute und ein Inspirations-Exspirationsverhältnis von 1 : 1 gewählt. Das Sicherheitsventil wurde so eingestellt, daß es bei einem Inspirationsdruck von 30 cm H_2O in Aktion trat. Den Gasstrom haben wir so eingestellt, daß der Inspirationsdruck von 30 cm H_2O gerade erreicht wurde. Die Beatmung erfolgte somit druckkonstant, der Inspirationsdruck betrug immer 30 cm H_2O. Der Druck während der Ausatmung wurde so gewählt, daß der endexspiratorische Druck je nach Untersuchungsgruppe 0 cm H_2O oder plus 5 cm H_2O betrug. Die Beatmungsluft wurde mit dem für diesen Respirator entwickelten Anfeuchtungsgerät befeuchtet, beatmet wurde mit Preßluft, die Beatmungszeit betrug bei sämtlichen Versuchen 75 min.

2. Untersuchungsgang – Untersuchungsgruppen

I. Untersuchungsreihe (Experimente bei offenem Thorax, Tiere tot)

Kontrollgruppe A (6 Versuchstiere). Nach Einleitung der Narkose, Tötung und Kanülierung der Trachea, wurden die Tiere 1 Std bei Zimmertemperatur am Operationstisch gelagert. Dann wurde durch Sternotomie Thorax und Pleura eröffnet und mit Wundspreizer weit offen gehalten. Jetzt wurde das 1. Volumen-Druck(V/P)-Diagramm (Vorwert) registriert. Weitere V/P-Diagramme wurden 15 min, 45 min und 75 min nach Registrierung des Vorwertes aufgezeichnet. Dazwischen wurden an den Lungen keinerlei Manipulationen durchgeführt. Abschließend wurde Lungengewebe für die Extraktuntersuchung und die Alveolarauspressung entnommen. Die Gewinnung von Lungenmaterial für diese weiteren Untersuchungen der O.S. erfolgte bei sämtlichen Untersuchungsserien immer abschließend an den Untersuchungsgang und am toten Tier.

Beatmungsgruppe B (6 Versuchstiere, endexspiratorischer Druck 0 cm H_2O). In der üblichen Weise wurden die Tiere narkotisiert, getötet und tracheotomiert. 1 Std nach Tötung wurden beide Pleurahöhlen eröffnet und das Vorwert V/P-Diagramm registriert. Anschließend begann die kontrollierte Beatmung, nach 15, 45 und 75 min Beatmungszeit wurden weitere V/P-Diagramme registriert.

II. Untersuchungsreihe (Experimente bei offenem Thorax, Tiere lebend, Beatmung mit endexspiratorischem Druck von 0 cm H_2O, 6 Versuchstiere)

Nach Einleitung der Narkose, Kanülierung der Trachea und anschließender Muskelrelaxation erfolgte sofort die Eröffnung der Pleura und die Registrierung des 1. V/P-Diagrammes. Dann wurden die Tiere durch 75 min kontrolliert beatmet, und nach 15, 45 und 75 min Beatmungszeit weitere V/P-Diagramme aufgezeichnet.

III. Untersuchungsreihe (Experimente bei geschlossenem Thorax, Tiere tot)

Kontrollgruppe A (6 Versuchstiere). 1 Std nach Tötung des Tieres wurde das 1. V/P-Diagramm bei geschlossenem Thorax registriert. Weitere V/P-Diagramme wurden 15, 45 und 75 min später aufgezeichnet, dazwischen erfolgten keine Manipulationen an den Lungen. Im Anschluß an das 4. V/P-Diagramm wurden der Thorax eröffnet und ein weiteres Diagramm bei offenem Thorax aufgenommen.

Beatmungsgruppe B (6 Versuchstiere, endexspiratorischer Druck 0 cm H_2O). 1 Std nach Tötung des Tieres erfolgte die Registrierung des Vorwert-V/P-Diagrammes. Dann wurde durch 75 min bei geschlossenem Thorax kontrolliert beatmet. Nach 15, 45 und 75 min Beatmungszeit sowie nach anschließender Eröffnung des Thorax wurden jeweils V/P-Diagramme registriert.

IV. Untersuchungsreihe (Experimente bei geschlossenem Thorax, Tiere lebend, Beatmung mit endexspiratorischem Druck von 0 cm H_2O, 6 Versuchstiere)

Nach Einleitung der Narkose und Kanülierung der Trachea wurde das Tier relaxiert und sofort nach Eintritt der Muskelerschlaffung das 1. V/P-Diagramm aufgezeichnet. Dann wurde kontrolliert beatmet und nach 15, 45 und 75 min Beatmungszeit jeweils ein V/P-Diagramm registriert. Anschließend wurde der Thorax eröffnet und ein weiteres V/P-Diagramm aufgenommen.

V. Untersuchungsreihe (Experimente bei offenem Thorax, Versuchstiere lebend, Beatmung mit endexspiratorischem Druck von plus 5 cm H_2O, 6 Versuchstiere)

Sofort nach Muskelrelaxation wurde der Thorax eröffnet und das 1. V/P-Diagramm registriert. Anschließend wurden die Tiere durch 75 min bei einem endexspiratorischen Druck von plus 5 cm H_2O kontrolliert beatmet. V/P-Diagramme wurden nach 15, 45 und 75 min Beatmungszeit aufgezeichnet.

3. Spezielle Methodik
(Erfassung der Oberflächenspannungsverhältnisse in den Lungen)

I. Volumen-Druck(V/P)-Diagramm [11, 23, 39, 42, 43, 49, 50, 51, 58, 65, 68, 91, 95, 96, 98]

Prinzip. Unter statischen Bedingungen wird die Lunge mit Luft gefüllt, anschließend wird die Luft wiederum bis zu einem intrapulmonalen Druck von 0 cm H_2O abgesaugt. Die Füllung der Lungen soll bis zu einem

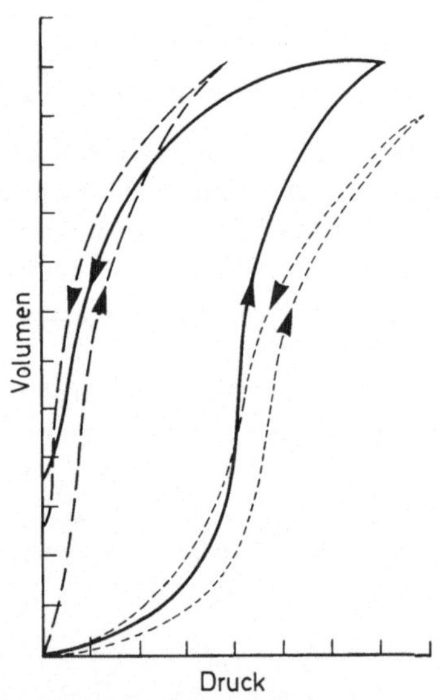

Abb. 1. Volumen-Druck-Diagramme der Lunge
——— Verhalten bei Luftfüllung
- - - - - - Verhalten bei Flüssigkeitsfüllung
. . . . . . Verhalten nach Entfernung des Antiatelektasefaktors

Volumen erfolgen, das der Totalkapazität der untersuchten Lunge entspricht. Der intrapulmonale Druck und das Volumen werden synchron auf einem *X-Y*-Schreiber registriert. Die Form dieses V/P-Diagrammes

(Abb. 1) wird durch die elastischen und Oberflächenspannungskräfte in der Lunge bestimmt. Wird die Lunge anstelle von Luft mit Flüssigkeit gefüllt, so lassen sich die Oberflächenkräfte ausschalten und das Diagramm wird isoliert durch die elastischen Elemente in der Lunge bestimmt (Abb. 1). Das Luftfüllungsdiagramm unterscheidet sich vom Flüssigkeitsfüllungsdiagramm durch die ausgeprägte Hysterese; der Druckanstieg erfolgt bei Luftfüllung viel steiler als bei Flüssigkeitsfüllung. Bei der Entleerung unterscheiden sich die Schenkel beider Diagramme nur unwesentlich. Die Ursache des steilen Druckanstieges bei Luftfüllung muß demnach der durch die O.S. bedingte Partialdruck sein. Die Ähnlichkeit der Entleerungsschenkel bei Luft- und Flüssigkeitsfüllung kann nur dadurch erklärt werden, daß bei der Luftentleerung die Oberflächenspannungskräfte fortlaufend reduziert werden. Für diese während der Retraktion weitgehende Minderung der Oberflächenspannungskräfte und für die ausgeprägte Hysterese bei der Luftfüllung ist der oberflächenspannungsvermindernde Faktor (Antiatelektasefaktor, Surfactant) verantwortlich. Entfernt man durch Lungenspülungen den Antiatelektasefaktor und füllt dann die Lunge mit Luft, so entsteht ein Diagramm mit steilem Druckanstieg und fehlender Hysterese (Abb. 1). Das Fehlen des Antiatelektasefaktors ist Ursache dieser vorzeitigen Volumenabnahme bei fallendem intrapulmonalen Druck.

Störungen der O.S. in der Lunge führen somit *1.* zu einer Verkleinerung der Hysterese, *2.* verzögerter Volumenzunahme der Lunge bei Druckanstieg und *3.* vorzeitiger Volumenabnahme der Lunge bei fallendem intrapulmonalem Druck [65, 95, 96]. Vor allem läßt die Form des absteigenden Schenkels (Exspiration) des V/P-Diagrammes direkte Schlüsse über den Zustand des Antiatelektasefaktors zu. Die Registrierung von V/P-Diagrammen ist für die Beurteilung der Oberflächeneigenschaften in der Lunge insofern besonders wichtig, da sie, im Gegensatz zu anderen Methoden, die Untersuchung des primär intakten Oberflächenfilmes ermöglicht.

Registrierung. Über die Trachealkanüle wurde mittels einer Spritze von einem intrapulmonalen Druck von 0 cm H_2O ausgehend, Luft in Portionen von 2 ml schrittweise bis zu einem intrapulmonalen Druck von 30 cm H_2O in die Lunge eingefüllt. Bei einem Druck von 25–30 cm H_2O ist die Lunge mit einem der Totalkapazität entsprechenden Volumen gefüllt [115, 116]. Die Luftentleerung erfolgte in Etappen bis zu einem Enddruck von 0 cm H_2O. Die Registrierung des Volumens erfolgte mit Hilfe eines induktiven Längengebers auf die Y-Achse eines Koordinatenschreibers, auf der X-Achse wurde synchron der über einen Druckreceptor und Elektromanometer gemessene intrapulmonale Druck registriert.

Vor jeder Registrierung eines V/P-Diagrammes wurde die Lunge „gebläht", dies bedeutet, daß die Lunge bis zu einem Druck von 30 cm H_2O schrittweise mit Luft gefüllt und anschließend wieder bis zu einem Druck von 0 cm H_2O entleert wurde.

Auswertung. 1. Zur quantitativen Auswertung der Volumenzunahme bei wachsendem Lungendruck (ansteigender Schenkel des V/P-Diagrammes) wurde die statische *Compliance* (ml/cm H_2O) bestimmt.

Die Werte für die Compliance schwanken von Tier zu Tier außerordentlich, ein Vergleich der absoluten Werte zwischen den einzelnen Untersuchungsgruppen wurde daher nicht durchgeführt. Es wurde jeweils die prozentuelle Änderung gegenüber dem Ausgangswert beschrieben, was einen guten Einblick in die versuchsbedingten Veränderungen der Werte gab.

In den Untersuchungsgruppen III A und III B (Kontrollgruppe und Beatmungsgruppe bei geschlossenem Thorax am *toten* Tier) verzichteten wir auf die Wiedergabe der Werte für die Compliance, da eine unkontrollierte, von Versuch zu Versuch sehr variierende Beeinflussung der Compliance des Thorax durch die Totenstarre, eine zu große Streuung der Werte für die Totalcompliance bedingt. Die Heranziehung der Lungencompliance aus dem V/P-Diagramm, das jeweils nach Abschluß der Untersuchungen am eröffneten Thorax registriert wurde, konnten wir uns nicht erlauben, da infolge der großen individuellen Streuung der Normwerte statistisch einwandfreie Vergleichswerte nicht vorlagen.

2. Zur Charakterisierung des absteigenden Schenkels des V/P-Diagrammes wurde eine von CLEMENTS [23] eingeführte *Kennziffer für den exspiratorischen* Teil des V/P-Diagrammes (K_E) verwendet. Die Errechnung der K_E erfolgt nach der Formel:

$$K_E = \frac{V_5 + \dfrac{V_{10}}{2}}{V_{30}}.$$

V_5, V_{10} und V_{30} bedeuten die Volumendifferenzen zwischen dem Volumen bei dem durch den Index gekennzeichneten Druck und dem Druck am Ende der Exspiration. Die Werte für die K_E ermöglichen eine direkte Aussage über den oberflächenaktiven Alveolarfilm, die Streuung der Normwerte ist gering, Werte unter 0,8 sind als pathologisch anzusehen.

II. Messung der O.S. im Lungenextrakt mit Hilfe einer modifizierten Wilhelmy-Waage [6, 11, 21, 22, 23, 33, 58, 67, 95]

Prinzip. CLEMENTS [21] extrahierte mit Kochsalz Lungen und bestimmte die O.S. dieser Extrakte. Er verwendete dazu eine modifizierte Wilhelmy-Waage mit einem in die Flüssigkeit tauchenden, auf- und niedergehenden Platinplättchen. Der Zug an diesem Platinplättchen ist proportional der O.S. an der Grenze Luft–Extraktoberfläche, er wird mittels einer elektrischen Waage nach dem stretch-gain-Prinzip gemessen. Die O.S. solcher Lungenextrakte ändert sich mit der Ausdehnung bzw. Kompression der Extraktoberfläche. Bei voller Ausdehnung der Extraktoberfläche beträgt die O.S. 46 dyn/cm (O.S. des Wassers 72,5 dyn/cm), während der Kompression sinkt die O.S. bis auf einen Wert unter 10 dyn/cm ab. Bei Wiederausdehnung der Extraktoberfläche nimmt die O.S. wieder rasch zu und erreicht den ursprünglichen Wert. Extrakt befindet sich in einem Teflontrog, die Veränderung der Oberflächenausdehnung erfolgt durch eine sich hin und her bewegende Barriere. Die aktuelle O.S. wird auf der Y-Achse und die entsprechende Oberflächenausdehnung auf der X-Achse eines X-Y-Schreibers synchron aufgezeichnet. Auf Grund dieses speziellen Verhaltens von Lungenextrakten ergibt sich zwischen Kompression und Ausdehnung der Extraktoberfläche eine ausgeprägte Hysterese, welche an die bei V/P-Diagrammen beobachtete Hysterese erinnert (Abb. 11). Veränderungen der Qualität oder Quantität des Antiatelektasefaktors in Lungenextrakten sind an der mangelnden Reduktion der O.S. bei Kompression oder an der Verkleinerung der durch die Hystereseschleife eingeschlossenen Fläche zu erkennen [67].

Registrierung. Zur Herstellung des Lungenextraktes haben wir nach Blähung der Lunge 6 g Lungengewebe in kleinste Stücke zerschnitten, in 60 ml isotone NaCl-Lösung gegeben und durch 20 min gerührt. Nach Filtrierung durch 4 Lagen fettfreier Gaze in den Teflontrog der Wilhelmy-Waage wurde das Platinplättchen in den Extrakt eingetaucht und das erste Oberflächenspannungs-Oberflächenausdehnungs-Diagramm auf dem Koordinatenschreiber registriert. Die Extraktoberfläche wurde jeweils von 100% auf 20% der Ausgangsfläche komprimiert, die Dauer des Zyklus betrug 10 min. Während eines Zeitraumes von 110 min wurden laufend Diagramme geschrieben und nach 20 Std zwei weitere aufgezeichnet. Ausgewertet haben wir das Diagramm mit der stärksten Reduktion der O.S. bei Kompression auf 20%.

Auswertung. Registriert wurde die *maximale O.S.* bei 100%iger Ausdehnung der Extraktoberfläche (= γ max), die *minimale O.S.* bei Kompression der Oberfläche auf 20% (= γ min). Aus γ max und γ min wurde der von CLEMENTS [23] eingeführte *Stabilitätsindex* (= $\overline{S}$)

$$\overline{S} = \frac{2\,(\gamma\,\mathrm{max} - \gamma\,\mathrm{min})}{\gamma\,\mathrm{max} + \gamma\,\mathrm{min}}$$

errechnet. Dieser Index gibt über den Spannungsabfall, die Steilheit der Hystereseschleife Auskunft. Die *Hysterese* wurde nach einer von BENZER, LEMPERT, MÜLLER, THOMA und TÖLLE [11] angegebenen Art in erg ausgedrückt (= Hyst$_{\mathrm{erg}}$).

III. Alveolarauspressung nach Pattle (Bubbles Test) [9, 84, 85, 86, 87, 88, 89, 103]

Prinzip. PATTLE machte 1955 die Beobachtung, daß Schaumblasen, die bei einem Lungenödem aus der Lunge ausgespült werden, außerordentlich stabil sind. Eine solche Stabilität zeigten auch Bläschen, die er von einer

Lungenschnittfläche in einen luftgesättigten hängenden Tropfen abquetschte. PATTLE nimmt an, daß die Wand dieser Bläschen durch den aus den Alveolen herausgelösten oberflächenaktiven Film gebildet wird. Solche Bläschen sind daher außerordentlich stabil, ihre Stabilität ist von der Quantität bzw. Qualität des Surfactant abhängig.

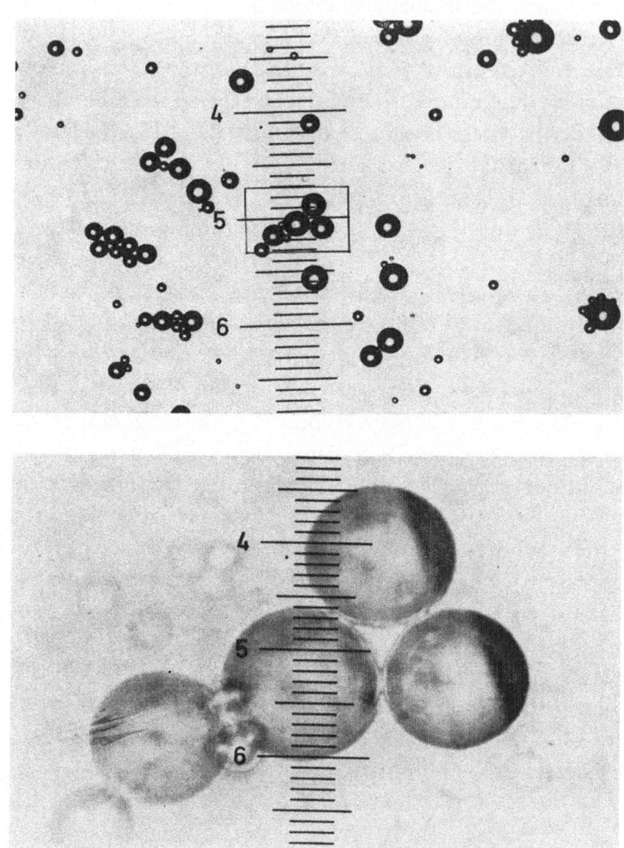

Abb. 2. Alveolarauspressung nach Pattle

Bläschen im hängenden Tropfen zu Beginn der Untersuchung (oben = Übersicht, unten = Meßvergrößerung)

Registrierung. Mit zarter Schere wurde ein kleines Lungenstückchen (ca. 8 mm³) vom vorher geblähten Lungenpräparat abgetrennt. Mit einer Pinzette haben wir dann die Schnittfläche dieses Lungenstückchens in einen luftgesättigten hängenden Tropfen (isotone NaCl-Lösung) ausgepreßt.

Die im hängenden Tropfen nun aufscheinenden Bläschen wurden sofort im Mikroskop beobachtet, wobei der initiale Durchmesser (D_1) von mindestens 20 Bläschen pro Präparat ausgemessen wurde. 20 min später haben wir bei jedem dieser Bläschen neuerdings den Durchmesser (D_2) bestimmt. Zur Messung wurden Bläschen mit einem initialen Durchmesser von 35–50 μ herangezogen (Abb. 2 und 2a).

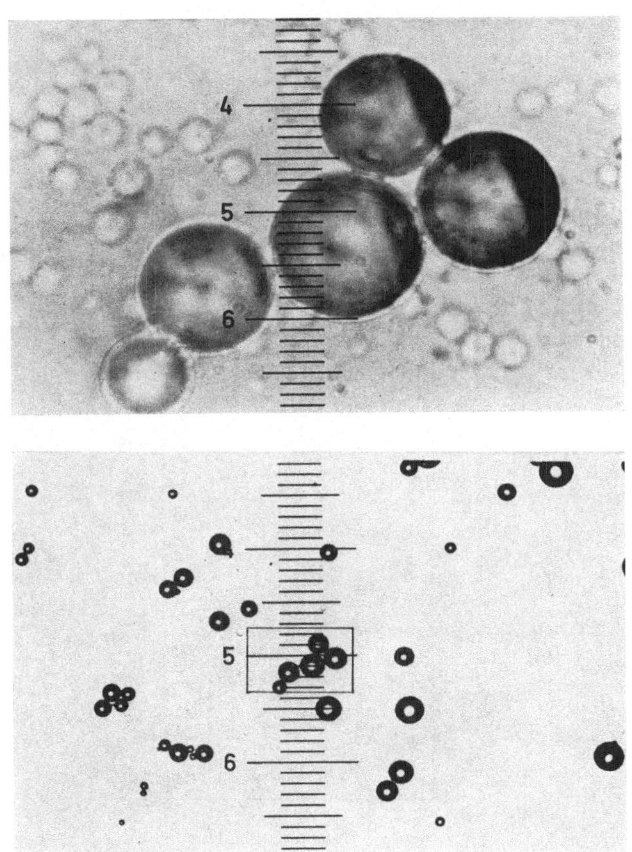

Abb. 2a. Bläschen 20 min später. Normale Stabilität der Bläschen

Auswertung. Für jedes Präparat wurde der durchschnittliche *Stabilitäts-faktor* (SF) aus dem Quotienten $\dfrac{D_2}{D_1}$ errechnet. Stabilitätsfaktoren von 1,0 bis 0,8 sind als normal anzusehen, sie erlauben den Rückschluß, daß der Antiatelektasefaktor in der untersuchten Lunge vorhanden ist.

4. Statistische Auswertung der Ergebnisse

Die Signifikanz der Ergebnisse wurde mittels des t-Testes berechnet. Zahlen ohne weitere Kennzeichnung stellen die absoluten Meßgrößen dar. Die mit (+) versehenen Zahlenangaben beziehen sich auf die Relativwerte der absoluten Meßgrößen, wobei der Ausgangswert jeweils mit 100% bestimmt wurde.

Ergebnisse

I. Untersuchungsreihe (Experimente bei offenem Thorax, Tiere tot)

Kontrollgruppe A

1. *Makroskopischer Befund.* Die Lungen zeigen nach Lagerung bei offenem Thorax lediglich vereinzelte atelektatische Bezirke in den Randgebieten.
   2. *Compliance* (Tab. 1). In der Abb. 3 kann man erkennen, daß allein durch die Lagerung der Lungen bei offenem Thorax die Compliance ständig reduziert wird, so daß sich nach 75 min die Compliance auf 69% des Ausgangswertes verringerte.

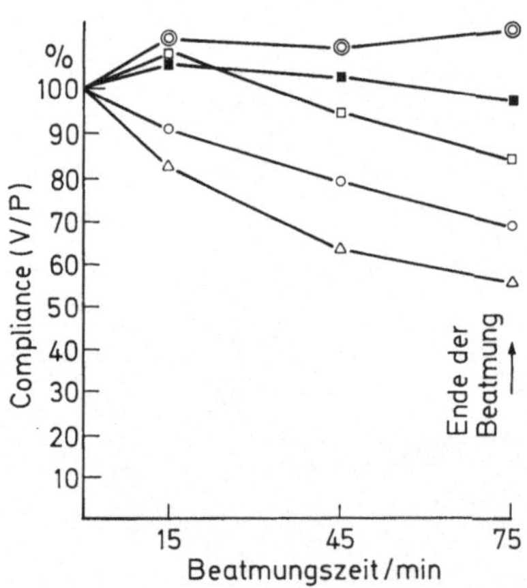

Abb. 3. Veränderungen der Compliance in Prozent des Ausgangswertes

○   I. Untersuchungsreihe, A Ohne Beatmung, Thorax offen, Tier tot
△   I. Untersuchungsreige, B mit Beatmung, endexsp. Druck 0 cm H_2O
                                          Thorax offen, Tier tot
□   II. Untersuchungsreihe   mit Beatmung, endexsp. Druck 0 cm H_2O
                                          Thorax offen, Tier lebend
■   IV. Untersuchungsreihe   mit Beatmung, endexsp. Druck 0 cm H_2O
                                          Thorax geschlossen, Tier lebend
⊙   V. Untersuchungsreihe   mit Beatmung, endexsp. Druck plus 5 cm H_2O
                                          Thorax offen, Tier lebend

Tabelle 1. *Mittelwerte ($\bar{x}$) und Standardabweichung(s) der Compliance, ausgedrückt in Prozent des Ausgangswertes in den verschiedenen Untersuchungsgruppen*

Untersuchungsreihe	$C_{15'}$ nach 15 min	$C_{45'}$ nach 45 min	$C_{75'}$ nach 75 min
I A. Keine Beatm. Th. offen, Tier tot	$92,24 \pm 7,02$	$79,05 \pm 7,53$	$69,36 \pm 8,22$
B. Beatm. endexsp. Druck 0 cm H_2O Th. offen, Tier tot	$83,18 \pm 7,69$	$64,11 \pm 9,29$	$56,64 \pm 9,42$
II Beatm. endexsp. Druck 0 cm H_2O Th. offen, Tier lebend	$108,28 \pm 2,66$	$95,93 \pm 5,24$	$85,43 \pm 8,03$
IV Beatm. endexsp. Druck 0 cm H_2O Th. geschl., Tier lebend	$106,75 \pm 3,29$	$103,08 \pm 10,33$	$98,30 \pm 10,92$
V Beatm. endexsp. Druck plus 5 cm H_2O Th. offen, Tier lebend	$111,70 \pm 6,06$	$110,94 \pm 8,11$	$114,64 \pm 16,57$

3. *Kennzahl für den absteigenden Schenkel des V/P-Diagrammes (K_E)* (Tab. 2). Die Ausgangswerte liegen bei einem Mittelwert von 0,98 im guten Normbereich. Nach 15 min sind die Werte praktisch unverändert, erst nach 45 min sinken die Werte für die $K_{E\,45'}$ signifikant ($p < 0,01$) ab. Ihre absoluten Werte liegen jedoch noch im Normbereich. 75 min nach Beginn der Untersuchung zeigt die $K_{E\,75'}$ im Durchschnitt 0,89 (Abb. 4). Die Veränderungen der K_E-Werte in Prozent des Ausgangswertes sind in der Abb. 5 in Kurvenform dargestellt. In der Abb. 6 sind die V/P-Diagramme eines Versuchstieres (Prot. 312/827) dieser Kontrollgruppe wiedergegeben. Die Verschlechterung der Compliance ist gut zu erkennen.

4. *Messung der O.S. im Lungenextrakt* (Tab. 3). Die Untersuchung in der Wilhelmy-Waage ergibt die Mittelwerte γ max = 39,5 dyn/cm, γ min = 4,8 dyn/cm, Stabilitätsindex $\bar{S}$ = 1,5 und Hysterese = 1147 erg, also normgerechte Oberflächenspannungsverhältnisse (Abb. 7, 8 und 9).

5. *Alveolarauspressung nach Pattle* (Tab. 3). Die ausgepreßten Bläschen zeigen eine gute Stabilität, der mittlere SF liegt mit 0,93 im Bereiche der Norm.

Beatmungsgruppe B (Endexspiratorischer Druck 0 cm H_2O)

1. *Makroskopischer Befund.* Schon nach einer Beatmungszeit von 15 min kann man in den basalen Lungenabschnitten und besonders an den Lungenrändern umschriebene dunkelrote atelektatische Lungenareale erkennen.

Mit zunehmender Beatmungszeit konfluieren diese Bezirke, so daß am Ende des Versuches die Lungen zum Teil ein leberartiges Aussehen haben. Die Areale zwischen den Atelektasen sind überbläht.

2. *Compliance* (Tab. 1). In der Abb. 3 sieht man, wie mit der Dauer der Beatmung die Compliance fortlaufend reduziert wird, so beträgt schließlich die $C_{75'}$ nur noch 56% des Ausgangswertes. Die Mittelwerte (+)* für $C_{75'}$ sind gegenüber $C_{75'}$ der Kontrollgruppe signifikant schlechter ($p < 0,05$).

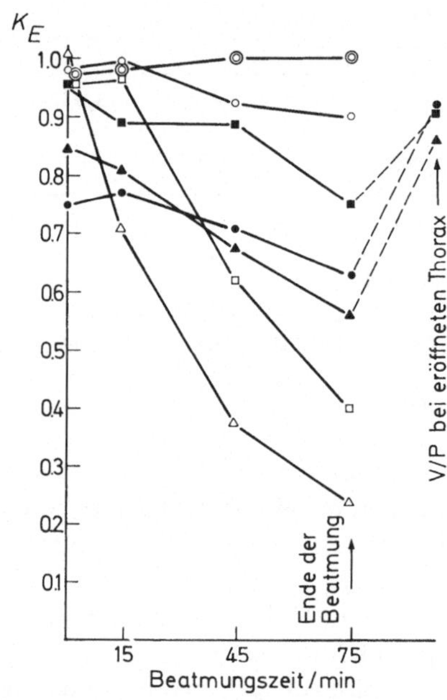

Abb. 4. Veränderungen der Kennziffer für den exspiratorischen Teil des V/P-Diagrammes (K_E) (Mittelwerte)

○   I. Untersuchungsreihe, A ohne Beatmung, Thorax offen, Tier tot
△   I. Untersuchungsreihe, B mit Beatmung, endexsp. Druck 0 cm H_2O
                             Thorax offen, Tier tot

□   II. Untersuchungsreige   mit Beatmung, endexsp. Druck 0 cm H_2O
                             Thorax offen, Tier lebend

● III. Untersuchungsreihe, A ohne Beatmung, Thorax geschlossen, Tier tot
▲ III. Untersuchungsreihe, B mit Beatmung, endexsp. Druck 0 cm H_2O
                             Thorax geschlossen, Tier tot

■ IV. Untersuchungsreihe   mit Beatmung, endexsp. Druck 0 cm H_2O
                             Thorax geschlossen, Tier lebend

⊙ V. Untersuchungsreihe   mit Beatmung, endexsp. Druck plus 5 cm H_2O
                             Thorax offen, Tier lebend

---

* (+) bedeutet, daß Werte in Prozent des Ausgangswertes angegeben sind

Tabelle 2. *Mittelwerte ($\bar{x}$) und Standardabweichung (s) der Kennziffer für den exspiratorischen Teil des V/P-Diagrammes (K_E) in den verschiedenen Untersuchungsgruppen*

Untersuchungsreihe	$K_{E\,0}$ Vorwert	$K_{E\,15'}$ nach 15 min	$K_{E\,45'}$ nach 45 min	$K_{E\,75'}$ nach 75 min	K_E nach Thorakotomie
I A. Keine Beatm. Th. offen Tier tot	$0{,}98 \pm 0{,}10$	$0{,}99 \pm 0{,}09$	$0{,}92 \pm 0{,}08$	$0{,}89 \pm 0{,}06$	
I B. Beatm. endexsp. Druck 0 cm H_2O Th. offen Tier tot	$1{,}01 \pm 0{,}05$	$0{,}71 \pm 0{,}09$	$0{,}38 \pm 0{,}07$	$0{,}24 \pm 0{,}08$	
II Beatm. endexsp. Druck 0 cm H_2O Th. offen Tier lebend	$0{,}96 \pm 0{,}10$	$0{,}97 \pm 0{,}05$	$0{,}62 \pm 0{,}13$	$0{,}40 \pm 0{,}07$	
III A. Keine Beatm. Th. geschl. Tier tot	$0{,}75 \pm 0{,}07$	$0{,}77 \pm 0{,}06$	$0{,}71 \pm 0{,}15$	$0{,}63 \pm 0{,}14$	$0{,}92 \pm 0{,}07$
III B. Beatm. endexsp. Druck 0 cm H_2O Th. geschl. Tier tot	$0{,}85 \pm 0{,}07$	$0{,}81 \pm 0{,}08$	$0{,}68 \pm 0{,}09$	$0{,}56 \pm 0{,}08$	$0{,}86 \pm 0{,}06$
IV Beatm. endexsp. Druck 0 cm H_2O Th. geschl. Tier lebend	$0{,}97 \pm 0{,}07$	$0{,}89 \pm 0{,}06$	$0{,}89 \pm 0{,}08$	$0{,}75 \pm 0{,}09$	$0{,}91 \pm 0{,}10$
V Beatm. endexsp. Druck plus 5 cm H_2O Th. offen Tier lebend	$0{,}97 \pm 0{,}08$	$0{,}98 \pm 0{,}05$	$1{,}00 \pm 0{,}06$	$1{,}02 \pm 0{,}07$	

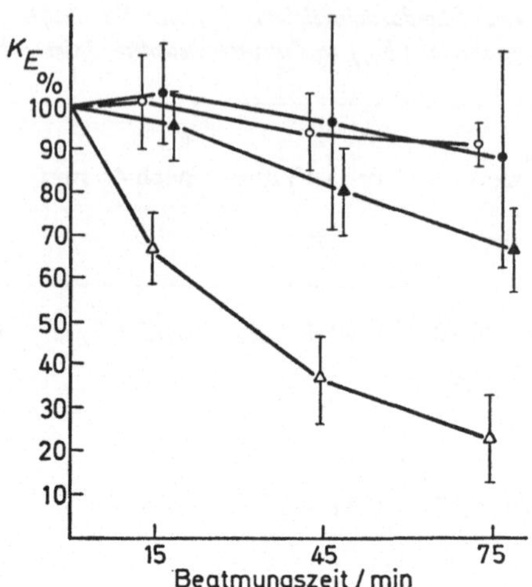

Abb. 5. Veränderungen der Kennziffer (Mittelwert und Streuung) für den exsp. Teil des V/P-Diagrammes (K_E) in Prozent des Ausgangswertes bei den Untersuchungsgruppen am toten Tier

○   I. Untersuchungsreihe, A ohne Beatmung, Thorax offen, Tier tot
△   I. Untersuchungsreihe, B mit Beatmung, endexsp. Druck 0 cm H_2O
                                        Thorax offen, Tier tot
● III. Untersuchungsreihe, A ohne Beatmung, Thorax geschlossen, Tier tot
▲ III. Untersuchungsreihe, B mit Beatmung, endexsp. Druck 0 cm H_2O
                                        Thorax geschlossen, Tier tot

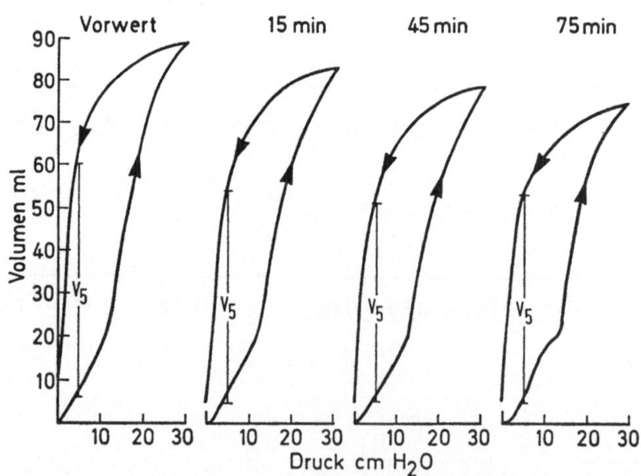

Abb. 6. Veränderung des Volumen-Druck-Diagrammes der Lunge beim toten Tier ohne Beatmung bei offenem Thorax (Untersuchungstier Prot. 312/827 der I. Untersuchungsreihe, A). V_5 bedeutet die Volumendifferenz zwischen dem Druck 5 cm H_2O und dem Druck am Ende der Exspiration

Tabelle 3. *Mittelwerte ($\bar{x}$) und Streuung (s) der Befunde aus der Lungenextraktuntersuchung in der Wilhelmy-Waage und bei der Alveolarauspressung nach Pattle*

Untersuchungs-reihe	Maximale O.S. γ max dyn/cm	Minimale O.S. γ min dyn/cm	Stabilitäts-Index $\bar{S}$	Hysterese $Hyst_{erg}$	Stabilitäts-Faktor (PATTLE) SF
A. Keine Beatm. Th. offen Tier tot	$39,5 \pm 4,5$	$4,8 \pm 2,7$	$1,52 \pm 0,29$	1147 ± 155	$0,93 \pm 0,02$
B. Beatm. end-exsp. Druck 0 cm H_2O Th. offen Tier tot	$43,1 \pm 6,4$	$20,6 \pm 11,4$	$0,79 \pm 0,36$	651 ± 248	$0,93 \pm 0,03$
Beatm. end-exsp. Druck 0 cm H_2O Th. offen Tier lebend	$49,8 \pm 1,9$	$15,8 \pm 7,6$	$0,90 \pm 0,47$	713 ± 248	$0,93 \pm 0,02$
A. Keine Beatm. Th. geschl. Tier tot	$41,1 \pm 4,3$	$4,3 \pm 2,8$	$1,55 \pm 0,24$	1054 ± 93	$0,92 \pm 0,02$
B. Beatm. end-exsp. Druck 0 cm H_2O Th. geschl. Tier tot	$46,0 \pm 3,0$	$3,3 \pm 1,3$	$1,72 \pm 0,13$	1271 ± 155	$0,93 \pm 0,02$
Beatm. end-exsp. Druck 0 cm H_2O Th. geschl. Tier lebend	$39,5 \pm 4,2$	$2,5 \pm 1,5$	$1,78 \pm 0,10$	1147 ± 124	$0,94 \pm 0,03$
Beatm. end-exsp. Druck plus 5 cm H_2O Th. offen Tier lebend	$41,0 \pm 4,2$	$3,3 \pm 1,5$	$1,70 \pm 0,12$	1116 ± 93	$0,93 \pm 0,02$

3. *Kennzahl für den absteigenden Schenkel des V/P-Diagrammes* (K_E) (Tab. 2). Die Ausgangswerte liegen im Normbereich. Schon nach 15 min Beatmungszeit liegen die Mittelwerte für $K_{E\,15'}$ mit 0,71 im pathologischen Bereich. Mit zunehmender Beatmungszeit nimmt die Verschlechterung weiter zu, so daß die mittlere $K_{E\,75'}$ den extrem pathologischen Wert von 0,24 erreicht (Abb. 4). In der Abb. 10 sind V/P-Diagramme des Versuchstieres 322/836 dieser Untersuchungsgruppe wiedergegeben. Neben der Verschlechterung der Compliance ist vor allem der vorzeitige Volumenabfall bei der Luftentleerung zu erkennen. Darüber hinaus sieht man, wie infolge der ausgedehnten Atelektasebildung der Entfaltungsdruck zunimmt.

Die relative Änderung der K_E im Vergleich zu anderen Untersuchungsgruppen ist in der Abb. 5 aufgezeichnet. Die $K_{E\,75'}$ ist im Mittel bis auf 23,9% des Ausgangswertes abgesunken.

Die Unterschiede der Mittelwerte (+) für die $K_{E\,15'}$, $K_{E\,45'}$ und $K_{E\,75'}$ zwischen der Kontrollgruppe (IA) und der Beatmungsgruppe (IB) sind signifikant ($p < 0,01$).

4. *Messung der O.S. im Lungenextrakt* (Tab. 3). Die mittlere γ max ist mit 43,1 dyn/cm unauffällig. Die Mittelwerte für die γ min (20,6 dyn/cm), für den Stabilitätsindex $\bar{S}$ (0,79) und für die Hysterese (651 erg) sind pathologisch.

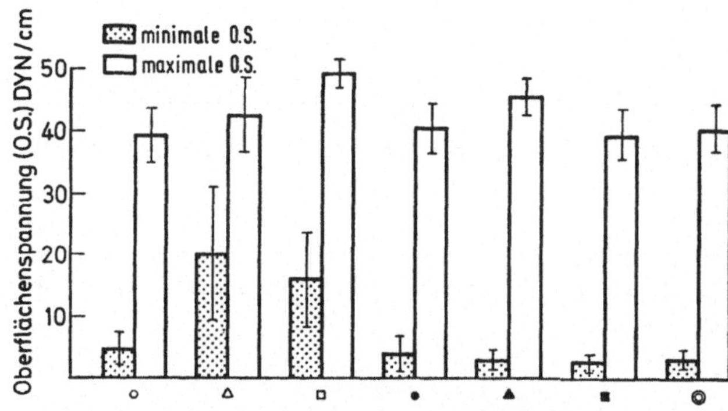

Abb. 7. Veränderungen der minimalen und maximalen O.S. im Lungenextrakt
(Mittelwerte und Streuung)

○   I. Untersuchungsreihe, A   ohne Beatmung, Thorax offen, Tier tot
△   I. Untersuchungsreihe, B   mit Beatmung, endexsp. Druck 0 cm H_2O
                       Thorax offen, Tier tot
□   II. Untersuchungsreihe   mit Beatmung, endexsp. Druck 0 cm H_2O
                       Thorax offen, Tier lebend
●   III. Untersuchungsreihe, A   ohne Beatmung, Thorax geschlossen, Tier tot
▲   III. Untersuchungsreihe, B   mit Beatmung, endexsp. Druck 0 cm H_2O
                       Thorax geschlossen, Tier tot
■   IV. Untersuchungsreihe   mit Beatmung, endexsp. Druck 0 cm H_2O
                       Thorax geschlossen, Tier lebend
⊙   V. Untersuchungsreihe   mit Beatmung, endexsp. Druck plus 5 cm H_2O
                       Thorax offen, Tier lebend

Die Unterschiede zwischen der Kontrollgruppe (I A) und der Beatmungsgruppe (IB) sind für die γ min ($p < 0,05$), für $\bar{S}$ und Hyst$_{erg}$ ($p < 0,01$) signifikant.

In der Abb. 11 ist ein in der Wilhelmy-Waage registriertes Oberflächenspannungs-Oberflächenausdehnungsdiagramm des Versuchstieres 318/832 dieser Gruppe aufgezeichnet. Die herabgesetzte Reduktion der O.S. bei Kompression der Extraktoberfläche auf 20%, sowie die eingeschränkte Hysterese ist zu erkennen.

5. *Alveolarauspressung nach Pattle* (Tab. 3). Der Stabilitätsfaktor liegt mit einem Mittelwert von 0,93 im Bereiche der Norm, zwischen den Werten für die Kontrollgruppe (I A) und Beatmungsgruppe (I B) ergeben sich keine signifikanten Unterschiede.

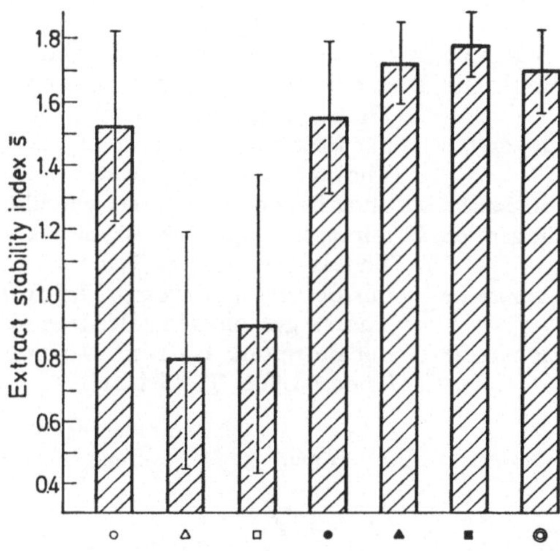

Abb. 8. Veränderungen des extract stability index $\bar{S}$ im Lungenextrakt (Mittelwerte und Streuung)

O	I. Untersuchungsreihe, A	ohne Beatmung, Thorax offen, Tier tot
△	I. Untersuchungsreihe, B	mit Beatmung, endexsp. Druck 0 cm H_2O Thorax offen, Tier tot
□	II. Untersuchungsreihe	mit Beatmung, endexsp. Druck 0 cm H_2O Thorax offen, Tier lebend
●	III. Untersuchungsreihe, A	ohne Beatmung, Thorax geschlossen, Tier tot
▲	III. Untersuchungsreihe, B	mit Beatmung, endexsp. Druck 0 cm H_2O Thorax geschlossen, Tier tot
■	IV. Untersuchungsreihe	mit Beatmung, endexsp. Druck 0 cm H_2O Thorax geschlossen, Tier lebend
◉	V. Untersuchungsreihe	mit Beatmung, endexsp. Druck plus 5 cm H_2O Thorax offen, Tier lebend

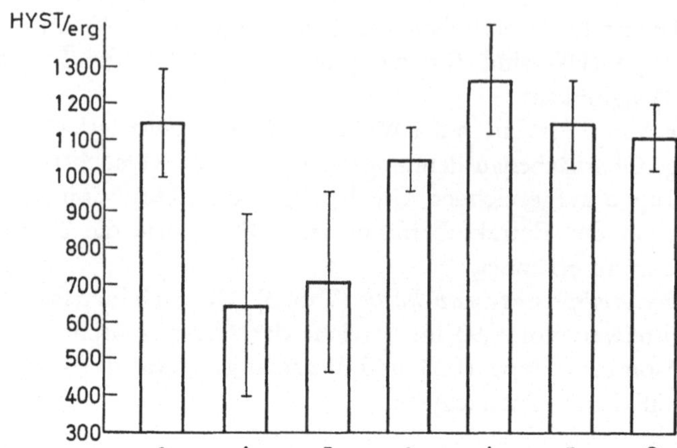

Abb. 9. Veränderungen der Hysterese im Lungenextrakt (Mittelwerte und Streuung)

○   I. Untersuchungsreihe, A ohne Beatmung, Thorax offen, Tier tot
△   I. Untersuchungsreihe, B mit Beatmung, endexsp. Druck 0 cm H_2O
                             Thorax offen, Tier tot
□   II. Untersuchungsreihe   mit Beatmung, endexsp. Druck 0 cm H_2O
                             Thorax offen, Tier lebend
●   III. Untersuchungsreihe, A ohne Beatmung, Thorax geschlossen, Tier tot
▲   III. Untersuchungsreihe, B mit Beatmung, endexsp. Druck 0 cm H_2O
                             Thorax geschlossen, Tier tot
■   IV. Untersuchungsreihe   mit Beatmung, endexsp. Druck 0 cm H_2O
                             Thorax geschlossen, Tier lebend
⊙   V. Untersuchungsreihe   mit Beatmung, endexsp. Druck plus 5 cm H_2O
                             Thorax offen, Tier lebend

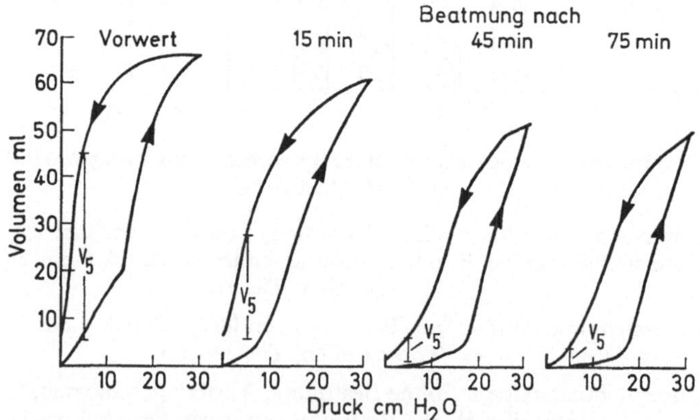

Abb. 10. Veränderung des Volumen-Druck-Diagrammes beim Versuchstier 322/836 durch die Beatmung mit endexsp. Druck von 0 cm H_2O, bei offenem Thorax und totem Versuchstier

(V_5 = Volumendifferenz zwischen Volumen bei Druck 5 cm H_2O und Druck 0 cm H_2O)

II. Untersuchungsreihe (Experimente bei offenem Thorax, Tiere lebend, Beatmung mit endexspiratorischem Druck von 0 cm H_2O)

1. *Makroskopischer Befund.* Gegenüber der Beatmungsgruppe beim toten Tier (IB) ist auffallend, daß nach einer Beatmungszeit von 15 min die Lungen keinerlei Veränderungen zeigen. Nach einer Beatmungszeit von 45 min sind jedoch bereits umschriebene Atelektasen zu erkennen, nach 75 min sind die Lungen wiederum von ausgedehnten atelektatischen Bezirken bedeckt.

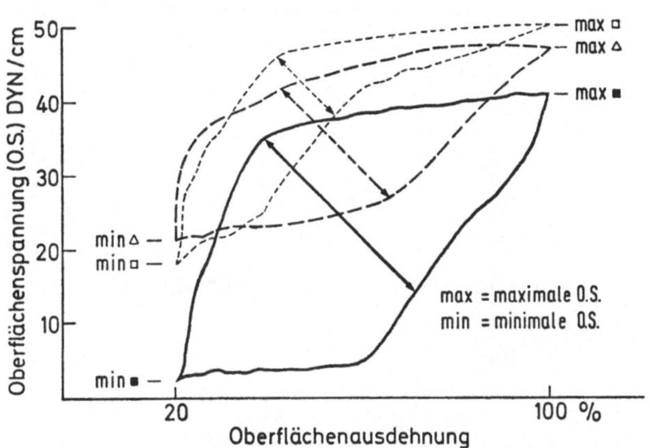

Abb. 11. Oberflächenspannungs-Oberflächenausdehnungsdiagramme im Lungenextrakt verschiedener Untersuchungsgruppen

——— = Tier 358/873 IV. Untersuchungsreihe, Beatmung bei geschlossenem Thorax, endexsp. Druck 0 cm H_2O, Tier lebend

‑‑‑‑‑‑ = Tier 318/832 I. Untersuchungsreihe, Beatmung bei offenem Thorax endexsp. Druck 0 cm H_2O, Tier tot

...... = Tier 350/865 II. Untersuchungsreihe, Beatmung bei offenem Thorax endexsp. Druck 0 cm H_2O, Tier lebend

2. *Compliance* (Tab. 1). Nach einer Beatmungszeit von 15 min ist die mittlere Compliance gegenüber dem Ausgangswert sogar verbessert. Mit fortschreitender Beatmung wird die Compliance langsam reduziert, $C_{75'}$ beträgt im Mittel 85% des Ausgangswertes (Abb. 3).

Die Mittelwerte (+) für $C_{15'}$, $C_{45'}$ und $C_{75'}$ sind in der Beatmungsgruppe beim lebenden Tier (II) signifikant ($p < 0,01$) besser als in der Beatmungsgruppe beim toten Versuchstier (IB).

3. *Kennzahl für den absteigenden Schenkel des V/P-Diagrammes (K_E)* (Tab. 2). Die Ausgangswerte liegen mit einer mittleren K_E von 0,96 im Normbereich. Nach 15 min Beatmung beträgt die mittlere K_E sogar 0,97. Mit zunehmender Beatmungszeit verschlechtert sich jedoch die K_E, so daß $K_{E\,75'}$ mit 0,4 weit im pathologischen Bereich liegt (Abb. 4).

In der Abb. 12 ist die prozentuelle Änderung der K_E im Vergleich mit anderen Untersuchungsgruppen bei Experimenten mit offenem Thorax festgehalten. Man erkennt sehr gut, daß nach 15 min Beatmungszeit die K_E sich nicht verschlechtert, daß aber nach weiterer Beatmung die $K_{E\,75'}$ schließlich nur noch 42% des Ausgangswertes beträgt. Die Mittelwerte (+) liegen in der Beatmungsgruppe II für $K_{E\,15'}$ und $K_{E\,45'}$ ($p < 0{,}01$) und für $K_{E\,75'}$ ($p < 0{,}05$) signifikant besser als in der Beatmungsgruppe IB. Die

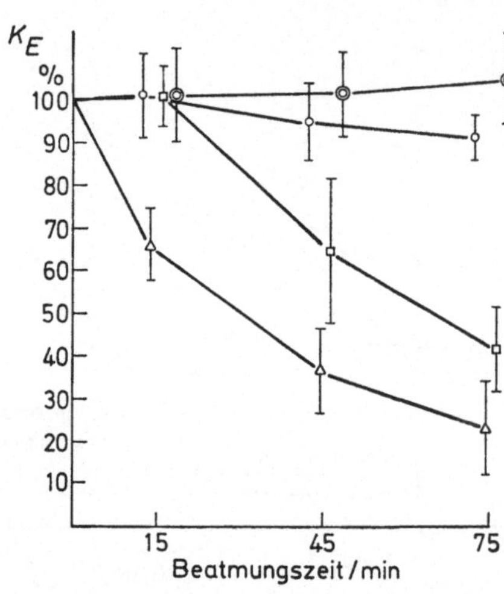

Abb. 12. Veränderungen der Kennziffer für den exspiratorischen Teil des V/P-Diagrammes (K_E) in den Untersuchungsgruppen mit offenem Thorax (Mittelwerte und Streuung)

O   I. Untersuchungsgruppe, A ohne Beatmung, Thorax offen, Tier tot
△   I. Untersuchungsgruppe, B mit Beatmung, endexsp. Druck 0 cm H_2O
                                   Thorax offen, Tier tot
□ II. Untersuchungsgruppe   mit Beatmung, endexsp. Druck 0 cm H_2O
                                   Thorax offen, Tier lebend
⊙ V. Untersuchungsgruppe   mit Beatmung, endexsp. Druck plus 5 cm H_2O
                                   Thorax offen, Tier lebend

Unterschiede der Mittelwerte (+) für $K_{E\,15'}$ zwischen der Kontrollgruppe (IA) und der Beatmungsgruppe (II) sind nicht signifikant, die Werte für $K_{E\,45'}$ und $K_{E\,75'}$ sind schlechter als in der Kontrollgruppe (IA) ($p < 0{,}01$).

4. *Messung der O.S. im Lungenextrakt* (Tab. 3). Die maximale O.S. beträgt bei 100%iger Ausdehnung der Extraktoberfläche im Mittel 49,8 dyn/cm. Bei Kompression der Oberfläche sinkt die O.S. im Mittel auf 15,8 dyn/cm ab, diese Reduktion ist nicht normgerecht. Der mittlere Stabilitätsindex $\bar{S}$ liegt mit 0,9 und die Hysterese mit 713 erg im pathologischen Bereich. In der Abb. 11 ist ein pathologisches Diagramm (Versuchstier Prot. 350/865) aus dieser Untersuchungsgruppe aufgezeichnet. Es fällt die man-

gelnde Reduktion der O.S. bei Filmkompression und vor allem die stark eingeschränkte Hysterese auf.

Die Mittelwerte für γ max sind signifikant ($p < 0,01$) höher als jene der Kontrollgruppe (I A), die Mittelwerte für γ min, $\overline{S}$ und Hyst$_{erg}$ liegen signifikant ($p < 0,01$) niedriger als diese Werte in der Kontrollgruppe (I A). Die Mittelwerte für γ max, γ min, $\overline{S}$ und Hyst$_{erg}$ unterscheiden sich in den beiden Beatmungsgruppen I B und II nicht signifikant (Abb. 7, 8 und 9).

5. *Alveolarauspressung nach Pattle* (Tab. 3). Die Stabilität der Bläschen ist auch in dieser Untersuchungsgruppe gut. Der durchschnittliche SF von 0,93 unterscheidet sich gegenüber den Werten der anderen Untersuchungsgruppen nicht signifikant.

III. Untersuchungsreihe (Experimente bei geschlossenem Thorax, Tiere tot)

Kontrollgruppe A

1. *Makroskopischer Befund.* Nach Registrierung des vierten V/P-Diagrammes wurden beide Pleurahöhlen eröffnet, die Lungen zeigen keinen auffälligen Befund.

2. *Compliance.* Werte nicht berücksichtigt.

3. *Kennzahl für den absteigenden Schenkel des V/P-Diagrammes K_E* (Tab. 1). Schon die Ausgangswerte liegen mit einer mittleren K_E von 0,75 im Pathologischen. Die $K_{E\,75'}$ beträgt im Mittel 0,63. Das V/P-Diagramm, das im Anschluß an die Eröffnung des Thorax registriert wurde, ergibt jedoch eine normale mittlere K_E von 0,92 (Abb. 4). In der Abb. 5 sind die prozentuellen Veränderungen der K_E gegenüber dem Ausgangswert in den Untersuchungsgruppen bei toten Tieren vergleichend gegenübergestellt.

4. *Messung der O.S. im Lungenextrakt* (Tab. 3). Die Untersuchung des Extraktes in der Wilhelmy-Waage ergibt durchwegs normgerechte Werte. So beträgt der Mittelwert für γ max 41,1 dyn/cm, für γ min 4,3 dyn/cm, für $\overline{S}$ 1,5 und für die Hysterese 1054 erg.

Diese Werte unterscheiden sich nicht signifikant von den Werten der Kontrollgruppe I A, jedoch sind sie signifikant ($p < 0,01$) besser als diese Werte in den Beatmungsgruppen bei offenem Thorax (I B, II) (Abb. 7, 8 und 9).

5. *Alveolarauspressung nach Pattle* (Tab. 3). Die Stabilität der Bläschen ist gut, der SF beträgt im Mittel 0,92, es bestehen gegenüber den anderen Untersuchungsgruppen keine signifikanten Unterschiede.

Beatmungsgruppe B (endexspiratorischer Druck 0 cm H_2O)

1. *Makroskopischer Befund.* Nach einer Beatmung von 45 min wurde der Thorax eröffnet. Die Lungen zeigen makroskopisch keine Atelektasen.

2. *Compliance.* Werte nicht berücksichtigt.

3. *Kennzahl für den absteigenden Schenkel des V/P-Diagrammes* (K_E) (Tab. 2). Die Ausgangswerte liegen im Mittel mit 0,85 noch im Normbereich. Während der Beatmung verschlechtert sich die K_E, sie beträgt nach 75 min Beatmungszeit im Mittel 0,56. Die V/P-Diagramme, die nach anschließender Eröffnung des Thorax registriert wurden, ergeben jedoch wiederum einen normalen mittleren K_E-Wert von 0,86 (Abb. 4).

Die Änderung der K_E in Prozent des Ausgangswertes ist in der Abb. 5 in Kurvenform aufgetragen.

Die Mittelwerte (+) der $K_{E\ 15'}$, $K_{E\ 45'}$ und $K_{E\ 75'}$ unterscheiden sich in den Untersuchungsgruppen III A und III B nicht signifikant.

4. *Messung der O.S. im Lungenextrakt* (Tab. 3). Die mittlere γ max beträgt 46 dyn/cm, bei Kompression der Extraktoberfläche reduziert sich die O.S. auf einen mittleren Wert von 3,3 dyn/cm, $\bar{S}$ beträgt im Mittel 1,7 und die Hysterese 1271 erg. Die Messung der O.S. im Extrakt läßt auf eine ungestörte Funktion des Antiatelektasefaktors schließen.

Die Mittelwerte für γ min, $\bar{S}$ und Hyst$_{\mathrm{erg}}$ unterscheiden sich lediglich gegenüber jenen der Beatmungsgruppen bei offenem Thorax (IB und II) signifikant ($p < 0,01$), die Unterschiede gegenüber der Kontrollgruppe (IA) sind nicht signifikant (Abb. 7, 8 und 9).

5. *Alveolarauspressung nach Pattle* (Tab. 3). Der mittlere SF liegt mit 0,93 im Normbereich, es bestehen keine signifikanten Unterschiede gegenüber anderen Untersuchungsgruppen.

IV. Untersuchungsreihe (Experimente bei geschlossenem Thorax, Tiere lebend, Beatmung mit endexspiratorischem Druck von 0 cm H_2O)

1. *Makroskopischer Befund.* Die Lungen zeigen nach abschließender Eröffnung des Thorax ein völlig unauffälliges Aussehen.

2. *Compliance* (Tab. 2). Bis zu einer Beatmungszeit von 45 min zeigt die Compliance von Thorax und Lunge sogar eine leichte Verbesserung. Die $C_{75'}$ beträgt 98% des Ausgangswertes (Abb. 3).

3. *Kennzahl für den absteigenden Schenkel des V/P-Diagrammes K_E* (Tab. 2). Die Ausgangswerte liegen im Normbereich, nach einer Beatmungszeit von 75 min ist die mittlere K_E auf 0,75 abgesunken. Nach Eröffnung des Thorax liegt die mittlere K_E von 0,91 wiederum im Normbereich. In allen Untersuchungsgruppen mit geschlossenem Thorax (III A, III B und IV) liegen die Mittelwerte für die K_E nach Abschluß der Beatmung bzw. Lagerung *nach Eröffnung des Thorax* im Normbereich, diese Werte unterscheiden sich untereinander nicht signifikant. Keine signifikanten Unterschiede bestehen überdies zwischen diesen Werten und dem Mittelwert für die $K_{E\ 75'}$ in der Kontrollgruppe (IA). Signifikant ($p < 0,01$) besser sind

jedoch die Mittelwerte für die K_E nach Eröffnung des Thorax in allen Untersuchungsgruppen mit geschlossenem Thorax, als die Mittelwerte für die $K_{E\,75'}$ in den Beatmungsgruppen bei offenem Thorax (IB und II).

In der Abb. 13 sind die relativen Mittelwerte für alle drei Untersuchungsgruppen bei geschlossenem Thorax aufgetragen. Die Mittelwerte (+) für die K_E der Kontrollgruppe (III A) unterscheiden sich gegenüber diesen Werten in den Beatmungsgruppen (III B und IV) nicht signifikant.

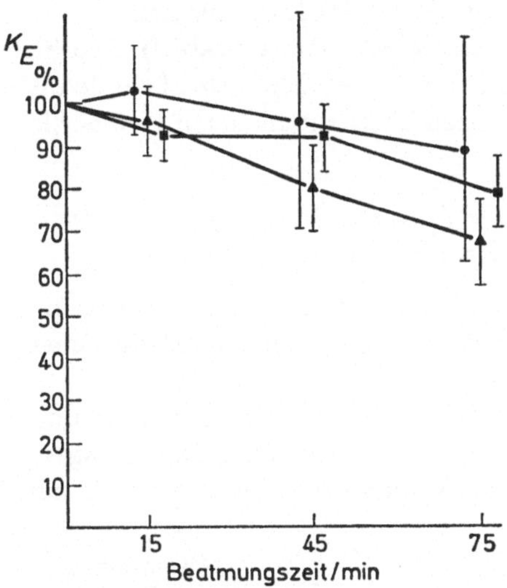

Abb. 13. Veränderungen der Kennziffer für den exspiratorischen Teil des V/P-Diagrammes (K_E) in den Untersuchungsgruppen bei geschlossenem Thorax (Mittelwerte und Streuung). Werte in Prozent des Ausgangswertes

● III. Untersuchungsreihe, A ohne Beatmung, Thorax geschlossen, Tier tot
▲ III. Untersuchungsreihe, B mit Beatmung, endexsp. Druck 0 cm H_2O
    Thorax geschlossen, Tier tot
■ IV. Untersuchungsreihe   mit Beatmung, endexsp. Druck 0 cm H_2O
    Thorax geschlossen, Tier lebend

Lediglich für die Mittelwerte (+) der $K_{E\,45'}$ und $K_{E\,75'}$ bestehen innerhalb der beiden Beatmungsgruppen (III B und IV) signifikante ($p < 0,05$) Unterschiede.

4. *Messung der O.S. im Lungenextrakt* (Tab. 3). Die Mittelwerte für die γ max (39,5 dyn/cm), γ min (2,5 dyn/cm), $\overline{S}$ (1,7) und Hysterese (1147 erg) liegen durchwegs im guten Normbereich.

Signifikante Unterschiede ($p < 0,01$) dieser Werte bestehen lediglich gegenüber den Beatmungsgruppen bei offenem Thorax (I B und II) (Abb. 7, 8, 9). In der Abb. 11 ist ein Oberflächenspannungs-Oberflächenausdehnungsdiagramm des Lungenextraktes beim Versuchstier 358/873 dieser

Beatmungsgruppe wiedergegeben. Man sieht, wie bei Kompression des Filmes die O.S. rasch abnimmt und unter 5 dyn/cm reduziert wird. Diese Reduktion erfolgt schon nach einer Kompression auf etwa 60% der Gesamtoberfläche. Bei weiterer Kompression auf 20% schreitet die Reduktion noch geringfügig weiter. Bei Dekompression des Filmes steigt die O.S. rasch an, erreicht lange vor der kompletten Dekompression wieder den Ausgangswert. Die Hysterese ist ausgeprägt. Es handelt sich bei diesem Diagramm um eine typische Form bei qualitativ und quantitativ normalem Surfactant-Gehalt im Lungenextrakt.

5. *Alveolarauspressung nach Pattle* (Tab. 3). Die Stabilität der Bläschen ist gut, der mittlere SF von 0,94 zeigt gegenüber den Werten in den übrigen Untersuchungsgruppen keine signifikanten Unterschiede.

V. Untersuchungsreihe (Experimente bei offenem Thorax, Tiere lebend, Beatmung bei endexspiratorischem Druck von plus 5 cm H_2O)

1. *Makroskopischer Befund.* Die Lungen zeigen nach einer Beatmungszeit von 75 min keinerlei makroskopisch erkennbare Veränderungen gegenüber dem Ausgangsbefund.

2. *Compliance* (Tab. 1). Schon nach der Beatmungszeit von 15 min ist die Compliance der Lunge gegenüber dem Ausgangswert deutlich verbessert. Nach einer Respiratorbeatmung von 75 min Dauer und einem

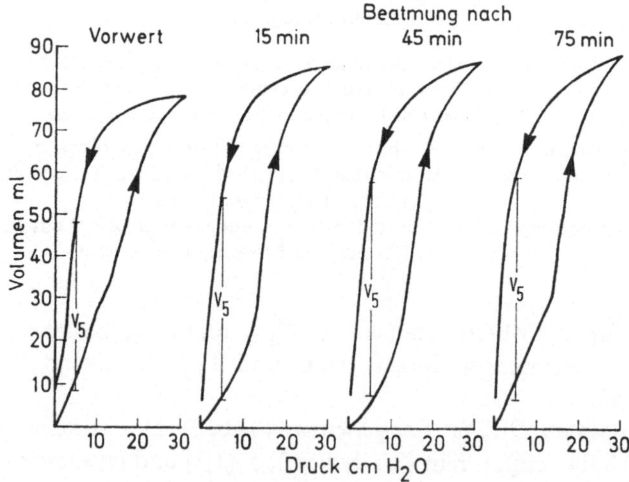

Abb. 14. Veränderungen des V/P-Diagrammes bei Beatmung mit einem endexsp. Druck von plus 5 cm H_2O, bei offenem Thorax und lebendem Versuchstier (Prot. 367/883, V. Untersuchungsreihe)

(V_5 = Volumendifferenz zwischen dem Volumen bei Druck plus 5 cm H_2O und dem Volumen bei Druck 0 cm H_2O)

endexspiratorischen Druck von plus 5 cm H_2O beträgt die mittlere Compliance 111% des Ausgangswertes (Abb. 3).

3. *Kennzahl für den absteigenden Schenkel des V/P-Diagrammes K_E* (Tab. 1). Nach einer mittleren K_E von 0,97 als Ausgangswert, kommt es während der Respiratorbeatmung zu keiner Verschlechterung der Kennziffer, im Gegenteil, K_E verbessert sich mit zunehmender Beatmungszeit, so daß $K_{E\,75'}$ 1,02 beträgt (Abb. 4). In der Abb. 14 sind V/P-Diagramme des Versuchstieres 367/883 dieser Beatmungsgruppe (V) wiedergegeben. Man kann erkennen, daß sich die Compliance mit der Dauer der Beatmung verbessert und daß der Volumenabfall bei fallendem intrapulmonalen Druck mit zunehmender Beatmungszeit verzögert erfolgt (V_5!). Im Vergleich mit den V/P-Diagrammen der Abb. 10 sieht man die unterschiedliche Beeinflussung des Oberflächenfilmes durch die verschiedenen Beatmungstypen. In der Abb. 12 ist die relative Veränderung der K_E für sämtliche Untersuchungsgruppen bei offenem Thorax aufgezeichnet.

Es bestehen keine signifikanten Unterschiede zwischen den Mittelwerten (+) in der Beatmungsgruppe mit endexspiratorischem Druck von plus 5 cm H_2O (V) und der Kontrollgruppe I A. Signifikante ($p < 0,01$)

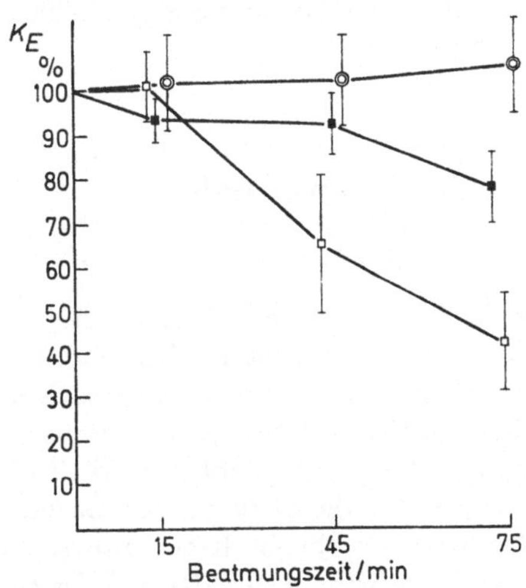

Abb. 15. Veränderungen der Kennziffer für den exspiratorischen Teil des V/P-Diagrammes (K_E) in Prozent des Ausgangswertes in den Untersuchungsgruppen am lebenden Tier (Mittelwerte und Streuung)

☐ II. Untersuchungsreihe mit Beatmung, endexsp. Druck 0 cm H_2O
Thorax offen, Tier lebend

■ IV. Untersuchungsreihe mit Beatmung, endexsp. Druck 0 cm H_2O
Thorax geschlossen, Tier lebend

⊙ V. Untersuchungsreihe mit Beatmung, endexsp. Druck plus 5 cm H_2O
Thorax offen, Tier lebend

Unterschiede bestehen zwischen den Mittelwerten (+) der Beatmungsgruppe (V) und der Beatmungsgruppe mit endexspiratorischem Druck von 0 cm H_2O (IB).

In der Abb. 15 sind die Mittelwerte für die K_E in Prozent des Ausgangswertes für alle Beatmungsgruppen am lebenden Versuchstier aufgezeichnet.

Zwischen der Beatmungsgruppe mit endexspiratorischem Druck von 0 cm H_2O beim lebenden Tier (II) und der Beatmungsgruppe mit endexspiratorischem Druck von plus 5 cm H_2O (V) bestehen für die Mittelwerte (+) der $K_{E\,15'}$ keine signifikanten Unterschiede, signifikant sind hingegen die Unterschiede für $K_{E\,45'}$ und $K_{E\,75'}$ ($p < 0,01$).

4. *Messung der O.S. im Lungenextrakt* (Tab. 3). Die in der Wilhelmy-Waage gewonnenen Befunde liegen erwartungsgemäß durchwegs im Normbereich. Die Mittelwerte für γ max betragen 41,0 dyn/cm, für γ min 1,5 dyn/cm, für den Stabilitätsindex $\bar{S}$ 1,7 und die Hysterese 1116 erg (Abb. 7, 8 und 9). Die Mittelwerte unterscheiden sich lediglich gegenüber jenen der beiden Beatmungsgruppen bei offenem Thorax und endexspiratorischem Druck von 0 cm H_2O (IB und II) signifikant ($p < 0,01$).

5. *Alveolarauspressung nach Pattle* (Tab. 3). Der mittlere SF beträgt 0,93, es bestehen keine signifikanten Unterschiede gegenüber den Werten in den anderen Untersuchungsgruppen.

Diskussion

A. Diskussion der Methodik

1. Wichtig für die Frage, ob die Ergebnisse der Tierversuche auf die Pathophysiologie beim Menschen übertragbar sind, ist die *Wahl des Versuchstieres*. Für unsere Fragestellung mußte ein Versuchstier gewählt werden, das u. a. in der Lunge Oberflächeneigenschaften besitzt, welche jenen in der menschlichen Lunge weitestgehend ähnlich sind. Zu tierexperimentellen Grundlagenforschungen über die Wirkung und Bedeutung des Surfactant wurde vielfach die Kaninchenlunge herangezogen. So waren für die Kaninchenlunge Vergleichsbefunde für das V/P-Diagramm [14, 65] und für die Extraktuntersuchung in der Wilhelmy-Waage [16, 2] vorhanden. Die Oberflächenspannungsverhältnisse in der Lunge des Kaninchens sind mit jenen in der menschlichen Lunge überdies vielfach übereinstimmend.

Da das durch die O.S. bedingte Retraktionsvermögen der Lunge vor allem von der aktuellen O.S. und vom Radius der Alveole $\left(P = \dfrac{2\ \text{mal O.S.}}{\text{Radius}} \right)$ abhängt, mußten vor allem diese zwei Größen verglichen werden: Die

Aktivität des Antiatelektasefaktors stimmt auf Grund von Oberflächen-
spannungsuntersuchungen im Lungenextrakt in der menschlichen Lunge
und in der Kaninchenlunge gut überein.

Untersuchungen über Zusammenhänge zwischen der Alveolengröße
beim Menschen und bei verschiedenen Versuchstieren, sowie über den
durch die O.S. bedingten Teil der Retraktionskraft der Lunge zeigen, daß
die Kaninchenlunge in bezug auf die Oberflächeneigenschaften am besten
mit der Säuglingslunge, und in bezug auf ihr elastisches Verhalten mehr
mit der Lunge des Erwachsenen vergleichbar ist [64, 65].

2. Die *Respiratorbeatmung* wurde apparativ klinischen Erfordernissen
angepaßt.

Als Beatmungsgas wurde Luft gewählt, um eine eventuelle schädliche
Beeinflussung des Antiatelektasefaktors durch zu hohe O_2-Konzentrationen
auszuschalten. SCHOEDEL [96] verwendete für die Einatmungsluft ein Ge-
misch, das 6,5% CO_2 und 19,6 O_2 enthielt, SEVERINGHAUS, SWENSON,
FINLEY, LATEGOLA und WILLIAMS [99] vermuteten nämlich, daß eine niedrige alveoläre CO_2-Konzentration Ursache einer Complianceverschlechte-
rung sein könnte. In eigenen Vorversuchen, sowie in den Untersuchungen
von WILLIAMS, TIERNEY und PARKER [115] konnte gezeigt werden, daß
die CO_2-Spannung in diesem Zusammenhang auf die Oberflächenspannungsverhältnisse keinen Einfluß hat. Derartige Schlüsse lassen sich überdies ziehen, wenn man unsere Ergebnisse aus den Untersuchungsgruppen
beim toten bzw. lebenden Tier vergleicht. Die hohe Atemfrequenz entspricht den Erfordernissen für Kleintiere [104], sie wäre in diesem Ausmaß
beim Säugling notwendig.

3. *Weitere Diskussionen zur Methodik* ergeben sich aus der Anwendung
von Curare zur Muskelrelaxation. Durch Freisetzung von Histamin
könnte eine Bronchuskonstriktion die Compliance verändern [3, 45, 69, 75].
Allerdings zeigen unsere Ergebnisse aus den verschiedenen Untersuchungsreihen, daß eine analysierbare Beeinflussung durch einen Histamineffekt
auszuschließen ist, dies geht überdies aus anderen speziell in dieser Hinsicht
angelegten Untersuchungen hervor [115].

Die Tötung der Tiere erfolgte nach oberflächlicher Narkose durch
Nackenschlag. Auf diese Weise konnten wir die Entwicklung eines Lungen-
ödems, das wir bei Tötung durch Überdosen von Urethan zeitweise beobachteten, verhindern.

Schließlich ergibt sich für die Vergleichbarkeit der V/P-Diagramme
beim toten bzw. lebenden Tier die Frage, inwieweit die Abnahme des
Lungenvolumens während der Registrierung des V/P-Diagrammes beim
lebenden Versuchstier durch eine stärkere O_2-Resorption als CO_2-Abgabe
das Versuchsergebnis beeinflussen könnte. Eingehende diesbezügliche
Untersuchungen von SHARP, JOHNSON, GOLDBERG und VAN LITH [101]
zeigten, daß dieser Fehler derart klein ist, daß er zu vernachlässigen ist.

B. Diskussion der Ergebnisse

Schon die in der *Kontrollgruppe A der I. Untersuchungsreihe* gemachte
Beobachtung, daß allein die Lagerung der Lunge durch 75 min ohne
Beatmung, bei offenem Thorax und einem intrapulmonalen Druck von
0 cm H_2O die Compliance der Lunge reduziert, ist für die Analyse der
Beatmungsfolgen auf die O.S. außerordentlich wichtig. Die von den
Autoren ANTHONISEN [4], CLEMENTS [24], TIERNEY [113], TIERNEY und
JOHNSON [109, 110], TIERNEY und CLEMENTS [111, 112], WILLIAMS, TIER-
NEY und PARKER [115], CLEMENTS, HUSTEAD und JOHNSON [23], MEAD und
COLLIER [72], MENDENHALL [74], BROWN, JOHNSON und CLEMENTS [15]
gemachten grundlegenden Untersuchungen geben eine gute Erklärung für
diese Vorgänge:

Die O.S. ist von der Konzentration oberflächenaktiver Moleküle an der
Grenzfläche abhängig. Je enger die Moleküle aneinandergedrängt sind,
um so niedriger ist die O.S. Wird der oberflächenaktive Film gedehnt
(= Dekompression im Trog der Wilhelmy-Waage, Inspiration in den
Alveolen), so wird der Abstand der Moleküle an der Grenzfläche zunächst
größer, die O.S. wird ansteigen. Wird der Oberflächenfilm komprimiert
(= Kompression im Trog der Wilhelmy-Waage, Exspiration in den Alveolen), werden die Oberflächenmoleküle aneinandergedrängt, die O.S.
wird reduziert. Wenn man jedoch den Oberflächenfilm im komprimierten
Zustand statisch hält, wird nach anfänglicher Reduktion der O.S. diese
wieder langsam bis in den Bereich der *statischen O.S. (= equilibrium value)*
ansteigen. Während dieses Vorganges werden Moleküle von der Grenzschichte so lange abgedrängt, bis die Konzentration oberflächenaktiver
Moleküle in der Grenzschichte wieder der statischen O.S. entspricht.

Wird der Oberflächenfilm gedehnt und in diesem gedehnten Zustand
belassen, wird nach anfänglichem Anstieg der O.S. diese langsam bis in den
Bereich der statischen O.S. absinken. Dies ist dadurch möglich, daß Moleküle aus der Subphase in den Oberflächenfilm eingebaut werden, wenn in der
Subphase überschüssige Surfactant-Moleküle vorhanden sind. Der Einbau
und die Abdrängung von Molekülen zur Einstellung der statischen O.S.
ist temperaturabhängig, zeitabhängig und geht um so schneller vor sich,
je größer der Unterschied zwischen der aktuellen O.S. und der statischen
O.S. ist. Die statische O.S. (= equilibrium value) beträgt in Lungenextrakten 24–30 dyn/cm. Eine O.S., die im Bereich der statischen O.S. liegt,
ist stabil. Darüber oder darunterliegende Oberflächenspannungen sind
jedoch unstabil.

ANTHONISEN [4] konnte in seinen Grundversuchen zeigen, daß obige
an Lungenextrakten beobachtete Gesetzmäßigkeiten auch in der Lunge
beim primär intakten Oberflächenfilm Gültigkeit haben. Er blähte bei
offenem Thorax Katzenlungen bis zu einem Druck von 28,5 cm H_2O

(Volumen = Totalkapazität – TK), dann entleerte er die Lungen bis zu einem transpulmonalen Druck von 5 cm H_2O (Volumen = 45–59% der TK) bzw. bis zu einem Druck von 1,5–2 cm H_2O (Volumen = 17–31% der TK). Diese transpulmonalen Drucke wurden durch 35 min konstant gehalten. Bei einem transpulmonalen Druck 5 cm H_2O kam es nach 35 min weder zu einer Änderung der Compliance oder des Volumens. Bei einem transpulmonalen Druck von 1,5–2 cm H_2O wurde die Compliance nach 35 min auf 75–80% reduziert und das Volumen verkleinerte sich signifikant. Die Erklärung für diese Beobachtung sah ANTHONISEN darin, daß bei einem transpulmonalen Druck von 5 cm H_2O, also bei einem Lungenvolumen, das 45–59% der TK beträgt, der Oberflächenfilm in den Alveolen eine stabile O.S. aufweist. Bei einem transpulmonalen Druck von 1,5–2 cm H_2O beträgt das Volumen nur 17–31% der TK, der Oberflächenfilm in den Alveolen ist komprimiert, die O.S. sinkt nach Kompression zunächst weit unter den statischen Bereich. Die O.S. wird bei unverändertem Radius der Alveolen in den statischen Bereich ansteigen. Damit steigt der Kollapsdruck in den Alveolen $\left(P = \dfrac{2 \text{ mal O.S.}}{\text{Radius}} \right)$ an. Der zu kleine transpulmonale Druck ist nicht in der Lage, die Alveolen entfaltet zu erhalten, es werden Atelektasen und eine Reduktion der Compliance auftreten.

Eine ähnliche Versuchsanordnung liegt in der Kontrollgruppe A der I. Untersuchungsreihe vor. Nach Eröffnung des Thorax beim toten und tracheotomierten Tier retrahiert sich die Lunge bis zum Minimalvolumen (= Kollapsvolumen). Dieses Volumen beträgt beim Kaninchen 10% der TK [65]. Der transpulmonale Druck beträgt 0 cm H_2O (Abb. 17). Der Oberflächenfilm wird komprimiert, der Radius der Alveolen verkleinert sich. Die bei geschlossenem Thorax vorhandene stabile O.S. von ca. 24 dyn pro cm sinkt zunächst auf einen Wert unter 5 dyn/cm ab, damit verringert sich auch der entsprechende Entfaltungsdruck (Abb. 16). Diese Oberflächenspannung ist jedoch unstabil, durch die Abdrängung von Molekülen aus der Grenzschichte steigt die O.S. nach Minuten [113] wieder in den statischen Bereich. Entsprechend der Formel $P = \dfrac{2 \text{ mal O.S.}}{\text{Radius}}$ steigt bei Zunahme der O.S. der Entfaltungsdruck an, bei einem transpulmonalen Druck von 0 cm H_2O wird die Alveole unstabil, sie wird sich daher retrahieren. Dies führt durch eine neuerliche Kompression des Oberflächenfilmes mit Reduktion der O.S. zu einer vorübergehenden Abnahme des Entfaltungsdruckes und zu einer gewissen Stabilisierung der Alveole. Die reduzierte O.S. ist jedoch in diesem Bereich unstabil, sie wird ansteigen, der Entfaltungsdruck nimmt zu, die Alveole wird sich neuerlich retrahieren. Dieser Vorgang führt zu einer fortschreitenden Atelektasebildung.

So beobachteten wir in unserem Versuch eine mit der Dauer des Versuches zunehmende Verschlechterung der Compliance. Daß die Abnahme der Kennziffer für den exspiratorischen Schenkel des V/P-Diagrammes unbedeutend ist, läßt sich dadurch erklären, daß während der Registrierung des V/P-Diagrammes die Lunge gebläht wird. Bei diesem Vorgang wird der Oberflächenfilm Schritt für Schritt gedehnt, und oberflächenaktive

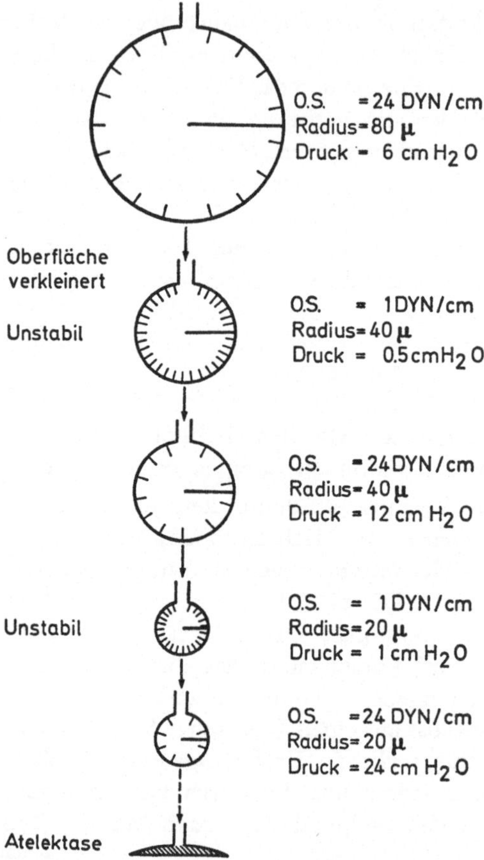

Abb. 16. Fortschreitende Verkleinerung des Alveolardurchmessers bis zur Entwicklung einer Atelektase bei einem transpulmonalen Druck von 0 cm H_2O, bedingt durch die Tendenz der oberflächenaktiven Grenzschichte durch Abdrängung von Grenzmolekülen in den Bereich der statischen O.S. zu gelangen

Moleküle aus der Subphase in den gedehnten Film eingebaut. Während sich also die während der Lagerung der Lunge entstandene Zunahme des Entfaltungsdruckes und die Atelektasenbildung am ansteigenden Schenkel des V/P-Diagrammes voll auswirkt (Reduktion der Compliance), hat sich der Oberflächenfilm bis zum Beginn der Kompression wieder fast völlig aufgebaut, so daß seine Funktion bei der Luftentleerung nur noch geringfügige

Störungen aufweist. Die Extraktuntersuchung ergibt erwartungsgemäß normale Oberflächenspannungsverhältnisse, da ja zumindest die in der Subphase im Überschuß vorhandenen oberflächenaktiven Moleküle in der Lage sind, im Trog der Wilhelmy-Balance einen normal funktionierenden Oberflächenfilm aufzubauen.

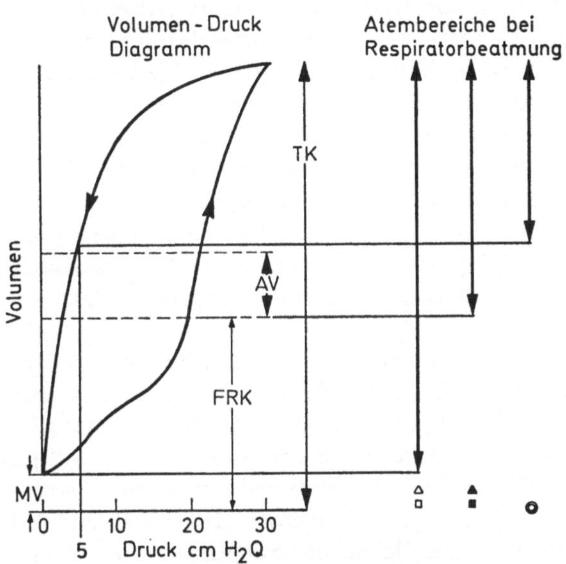

Abb. 17. Atembereiche bei der Respiratorbeatmung in den verschiedenen Untersuchungsgruppen

(MV = Minimalvolumen, FRK = funktionelle Residualkapazität, AV = Atemvolumen, TK = Totalkapazität)

△ I. Untersuchungsreihe, B mit Beatmung, endexsp. Druck 0 cm H_2O
                                                    Thorax offen, Tier tot

□ II. Untersuchungsreihe mit Beatmung, endexsp. Druck 0 cm H_2O
                                                    Thorax offen, Tier lebend

▲ III. Untersuchungsreihe, B mit Beatmung, endexsp. Druck 0 cm H_2O
                                                    Thorax geschlossen, Tier tot

■ IV. Untersuchungsreihe mit Beatmung, endexsp. Druck 0 cm H_2O
                                                    Thorax geschlossen, Tier lebend

⊙ V. Untersuchungsreihe mit Beatmung, endexp. Druck plus 5 cm H_2O
                                                    Thorax offen, Tier lebend

Wenn nun am *toten Tier bei offenem Thorax* eine *kontrollierte Beatmung* mit einem *endexspiratorischen Druck von 0 cm H_2O* durchgeführt wird, kommt es zu einer unmittelbar nach der Beatmung einsetzenden und mit der Dauer der Beatmung zunehmenden extremen Reduktion der Compliance, welche beträchtlich ausgeprägter ist, als in der Kontrollgruppe ohne Beatmung. Darüber hinaus verschlechtert sich die K_E sofort nach Beginn der Beatmung, diese Tendenz hält während der gesamten Beatmungszeit an, so daß nach 75 min die absoluten Mittelwerte mit 0,24 extrem im Pathologischen liegen. Diese schwere Störung der Funktion des Oberflächenfilmes an der Alveolarwand ist nur durch eine Reduktion wirksamer Surfactant-Moleküle an der Grenzschichte zu erklären.

Während der Beatmung hat sich die Lunge am Ende der Exspiration jeweils bis zum Minimalvolumen retrahiert (Abb. 17). Das Ausmaß der Retraktion der Lunge ist also in der Kontrollgruppe und in der Beatmungsgruppe gleich. In der Beatmungsgruppe wird jedoch zusätzlich der Oberflächenfilm nach jeder Kompression wieder ausgedehnt. Die Beatmung führt also zu einem ständigen Wechsel zwischen Retraktion auf das Minimalvolumen und Blähung bis zu einem Druck von 30 cm H_2O. Dieser Vorgang wiederholt sich 40 mal in der Minute.

Wiederum ergeben sich aus den, von ANTHONISEN [4], TIERNEY [113] und CLEMENTS [24] gemachten grundlegenden Beobachtungen, die besten Voraussetzungen für eine Analyse der Respiratorfolgen am Oberflächenfilm:

Mit jeder Exspiration wird der Oberflächenfilm an der Alveolarwand komprimiert, die O.S. sinkt weit unter den statischen Bereich ab. Dies bedingt eine, mit der Beatmungszeit fortschreitende Abdrängung von oberflächenaktiven Molekülen aus der Grenzschichte. Mit jedem Inspirium wird der Oberflächenfilm wiederum gedehnt, dadurch steigt die O.S. weit über die statische O.S. an. Es werden daher während jedes Inspiriums oberflächenaktive Moleküle aus der Subphase in den Oberflächenfilm eingebaut werden. Jeder Beatmungszyklus führt somit zu einer Abdrängung oberflächenaktiver Moleküle während der Retraktion der Lunge im Exspirium und zu einem Einbau oberflächenaktiver Moleküle aus der Subphase in den Alveolarfilm im Inspirium. Die abgestoßenen Moleküle gehen zum Teil verloren (Abstossung in die Alveolen, Abtransport über den Bronchialweg). Dieser Vorgang wiederholt sich in unserer Versuchsanordnung 40 mal in der Minute.

Während in der Kontrollgruppe ohne Beatmung unter statischen Bedingungen lediglich eine Abstoßung von Molekülen erfolgt, kommt es bei der Beatmung zusätzlich zu einem Einbau neuer Moleküle aus der Subphase. Dies bedingt einen ständigen Umbau am Oberflächenfilm und vor allem einen fortschreitenden Verbrauch an oberflächenaktiven Molekülen aus der Subphase. Während also in der Kontrollgruppe nach Beendigung des Versuches durch die Blähung der Lunge aus der unverbrauchten Subphase überschüssige Moleküle in den Oberflächenfilm wieder eingebaut werden können, stehen in der Beatmungsgruppe am Ende des Versuches in der Subphase nicht mehr genügend funktionstüchtige, oberflächenaktive Moleküle zum Einbau in den Oberflächenfilm zur Verfügung. Die Zahl wirksamer oberflächenaktiver Moleküle in der Grenzschichte bleibt reduziert.

Diese Erklärung wird durch unsere Beobachtung erhärtet, wonach die Veränderungen am Oberflächenfilm mit der Dauer der Beatmung zunehmen. Auch FARIDY, PERMUTT und RILEY [32] kamen in bezug auf die Abhängigkeit der Veränderungen von der Dauer der Beatmung zum gleichen Ergebnis. Die Untersuchungsergebnisse von CLENAHAN und URTNOWSKI [25], wonach die Veränderungen am Oberflächenfilm um so größer sind, je schneller die Atemfrequenz ist, sprechen ebenfalls für obige Erklärung. So war auch bei SCHOEDEL [96, 95] die Verschlechterung der K_E an isolierten Rattenlungen nach einer Beatmungszeit von nur 15 min und einer Beatmungsfrequenz von nur 11 in der Minute (Beatmung mit Starlingpumpe, endexspiratorischer Druck 0 cm H_2O, Inspirationsdruck 30 cm H_2O) nicht so extrem wie in unserer Versuchsanordnung.

Schließlich wäre es zusätzlich durchaus möglich, daß während der Expansion des Oberflächenfilmes (Inspirium) an die Stelle der beim Exspirium abgedrängten oberflächenaktiven Moleküle andere Moleküle in den Film eingebaut werden, und so den normalen Mechanismus des Surfactantfilmes stören. TIERNEY und JOHNSON [110] machten bei Extraktuntersuchungen Beobachtungen, welche an solche Vorgänge bei wiederholter Änderung der Filmausdehnung denken lassen. In eigenen Untersuchungen [12] über die O.S. in der Lunge bei Fettembolie beobachteten wir, daß Fettsäuremoleküle durch Einbau in den Surfactantfilm die normale Funktion des Filmes stören. Beide Vorgänge, Verlust an oberflächenaktiven Molekülen und Einbau von Fremdmolekülen, also Quantitäts- wie Qualitätsänderung, können gleichzeitig während der Respiratorbeatmung wirksam werden. Die Ursache einer Qualitätsänderung der Moleküle kann auch eine physikalische Veränderung der Surfactantmoleküle, wie Änderung der elektrischen Ladung [67] sein. Wie schon erwähnt, könnten die bei der Filmkompression abgestoßenen Moleküle einer derartigen Veränderung unterliegen. Darüber hinaus könnte eine Veränderung der Flüssigkeit, auf der die oberflächenaktiven Moleküle gespreitet sind [67, 92], als auch das Auftreten von Inhibitoren [60, 48] an der Störung der O.S. beteiligt sein.

Extrakte, welche aus den beatmeten Lungen dieser Untersuchungsgruppe gewonnen wurden, zeigten eine signifikante Abnahme der Oberflächenaktivität. Auch der Oberflächenfilm, der sich im Trog der Wilhelmy-Waage formiert, ist somit in seinem Aufbau gestört, so daß er die O.S. bei Kompression nicht normgerecht reduzieren kann; das Oberflächenspannungs-Oberflächenausdehnungs-Diagramm zeigt eine eingeschränkte Hysterese. Die Kompression des Filmes im Trog entspricht der Luftentleerung bei der Registrierung des V/P-Diagrammes. Bei beiden Untersuchungen zeigt sich während der Kompression die Störung im Aufbau des Oberflächenfilmes. CLENAHAN und URTNOWSKI [25] fanden nach Beatmung von Rattenlungen ebenfalls eine Abnahme der Oberflächenaktivität in Lungenextrakten, SCHOEDEL, KÖTTER und RÜFER [67, 95, 96] machten jedoch die Beobachtungen, daß die Beatmung isolierter Rattenlungen mit Luft allein zu keiner Veränderung der „Kompressibilität" des oberflächenaktiven Materials führt. Der von obigen Autoren eingeführte Kompressibilitätsindex macht ähnliche Aussagen wie der von uns verwendete Stabilitätsindex S von CLEMENTS, dieser wurde in unseren Versuchen auch bei der Luftbeatmung eindeutig verändert. Möglicherweise liegt die Ursache dieser Diskrepanz darin, daß die von SCHOEDEL gewählte kurze Beatmungszeit und niedrige Atemfrequenz noch nicht zu einer so schweren, im Trog nachweisbaren Veränderung führte.

Wichtig ist die Beobachtung, daß bei jedem Untersuchungstier dieser Beatmungsgruppe während der Kompression der Extraktoberfläche wohl keine normgerechte Reduktion der O.S., aber in jedem Fall eine Reduktion der O.S. bis in den statischen Bereich erfolgte. Nach Kompression des Oberflächenfilmes war somit die Grenzschichte soweit mit oberflächenaktiven Molekülen besetzt, daß die O.S. bis in den statischen Bereich reduziert werden konnte. Schon auf Grund der V/P-Diagramme mußte man annehmen, daß die Beatmung wohl zu einer Reduktion, aber nicht zu einem kompletten Verlust oberflächenaktiver Moleküle in der Lunge führte.

Dies könnte eine Erklärung dafür sein, warum überraschenderweise die Stabilität der Bläschen bei der Alveolarauspressung nach PATTLE, eine statische Untersuchungsmethode, auch in dieser Beatmungsgruppe vollkommen normal ist. Die Konzentration an oberflächenaktiven Molekülen ist nach der Beatmung immerhin noch so groß, daß sie in Luftbläschen mit einem Durchmesser von 30–50 μ einen Film aufbauen kann, der in der Lage ist, die O.S. in den statischen Bereich zu reduzieren. Eine weitere Ursache für die Diskrepanz zwischen der Extraktmethode und der Alveolarauspressung könnte dadurch bedingt sein, daß durch die Beatmung der Oberflächenfilm nicht in sämtlichen Alveolen der Lunge in gleicher Weise gestört wird. So wäre es möglich, daß wir bei der Alveolarauspressung Bläschen beobachteten, deren Wand von Oberflächenfilmen weniger geschädigter Alveolen aufgebaut wird. Eine gute Übereinstimmung der Ergebnisse in beiden Methoden kann nur erwartet werden, wenn diffuse Veränderungen der O.S. in der Lunge vorliegen [56, 28].

Auf Grund von Literaturergebnissen und den Befunden aus der I. Untersuchungsreihe hatten wir ein Konzept entwickelt, das die Beatmungsschäden am Oberflächenfilm erklären soll. Weitere Untersuchungsreihen sollen nun die Stichhaltigkeit dieser Argumentationen überprüfen.

Es wird heute angenommen, daß die Subphase bei intaktem Alveolarstoffwechsel ständig mit neuen oberflächenaktiven Molekülen aufgefüllt wird, so daß aus einem Überschuß an Molekülen in der Subphase die Moleküle der Grenzschichte ständig durch neue ersetzt werden können.

Eine normale Produktion von Surfactant ist an eine intakte pulmonale Zirkulation gebunden [25, 105, 36, 71, 5].

Eine Versuchsanordnung mit intakter Durchblutung der Lunge haben wir daher für die folgende II. Untersuchungsreihe gewählt. Ist tatsächlich der fortschreitende Verlust an oberflächenaktiven Molekülen die Ursache der Störung der O.S. während der Beatmung, müßte man diese Beatmungsfolgen dadurch verhindern oder zumindest abschwächen können, wenn man dafür sorgt, daß ein entsprechender Nachschub an oberflächenaktiven Molekülen in die Subphase gewährleistet, und dadurch die ständige Regeneration des Alveolarfilmes möglich bleibt. Wiederum wurde bei offenem Thorax mit der gleichen Beatmungsart und einem endexspiratorischen Druck von 0 cm H_2O beatmet. Die Versuche erfolgten jedoch am *lebenden Versuchstier*.

Tatsächlich war nach einer Beatmungszeit von 15 min am V/P-Diagramm kein Zeichen einer Störung der O.S. festzustellen. Die Compliance wie auch die K_E waren nach dieser Beatmungsdauer eher verbessert, während in der Beatmungsgruppe beim toten Tier zu diesem Zeitpunkt bereits schwerste Veränderungen am Oberflächenfilm festzustellen waren. Mit zunehmender Beatmungszeit lassen sich jedoch auch beim lebenden Versuchstier Beatmungsschäden am Oberflächenfilm feststellen. Nach einer Beatmungszeit von 75 min liegen Compliance und K_E im pathologischen Bereich, diese Werte sind jedoch signifikant besser als die Werte in der Beatmungsgruppe am toten Tier.

Das Ergebnis dieses Versuches kann durchaus dahingehend ausgelegt werden, daß bei intaktem Kreislauf und Stoffwechsel die Alveolarzellen Surfactant weiter produzierten, so daß der durch die Beatmung bedingte fortlaufende Verlust an oberflächenaktiven Molekülen über einen Zeitraum von 15 min zur Gänze, und bei weiterer Beatmung noch teilweise ersetzt werden konnte. Mit fortschreitender Beatmung überwiegt der, durch die extreme Beatmungsform bedingte, außerordentlich große Verlust an Molekülen.

Der nach 75 min Beatmungszeit auftretende Mangel an intakten Molekülen im Oberflächenfilm läßt sich auch bei der Extraktuntersuchung in der Wilhelmy-Waage nachweisen. Möglicherweise ist an der Verschlechterung der Oberflächenverhältnisse in dieser Untersuchungsgruppe bei längerer Dauer der Beatmung eine zusätzliche Qualitätsveränderung der Moleküle maßgeblich beteiligt. Inwieweit der stabilisierende Effekt der intakten Lungenperfusion hier eine Rolle spielen könnte, ist fraglich. Aus Untersuchungen über die Unterschiede von V/P-Diagrammen bei perfundierter und nicht perfundierter Lunge geht hervor, daß das Minimalvolumen der Lunge bei intakter Perfusion größer ist [116, 19]. Es wäre denkbar, daß während der Beatmung beim lebenden Versuchstier in der Exspirationsphase das Retraktionsvolumen größer, und somit die Kompression des Alveolarfilmes kleiner wäre.

Die Ergebnisse der bisherigen Untersuchungen sprechen dafür, daß dem Vorgang der abnormen Kompression und anschließenden Dekompression des Alveolarfilmes während der Beatmung eine dominierende Rolle am Zustandekommen der Beatmungsschädigung am oberflächenaktiven Film zu kommt. In der nächsten III. Untersuchungsreihe werden diese Zusammenhänge weiter verfolgt. Es wurden sämtliche Tierversuche bei *geschlossenem* Thorax durchgeführt. Durch die Ausspannung der Lungen im Thoraxraum erfolgt während der Exspiration die Retraktion der Lunge nicht bis zum Minimalvolumen, sondern lediglich in den Bereich der funktionellen Residualkapazität (FRK) (Abb. 17). In der Kontrollgruppe (III A) wurden die toten Tiere nicht beatmet, sondern lediglich tracheotomiert und bei verschlossenem Thorax gelagert. Die während des Versuches bei geschlossenem Thorax registrierten pathologischen K_E-Werte wurden lediglich durch die Einwirkung der Thoraxwand verursacht, denn das V/P-Diagramm, welches nach Abschluß des 4. V/P-Diagrammes und nach anschließender Eröffnung des Thorax registriert wurde, ergab eine durchaus im Normbereich liegende Kennziffer K_E.

Die Untersuchung des Lungenextrakes in der Wilhelmy-Waage wie auch die Alveolarauspressung ergaben normgerechte Oberflächenspannungsverhältnisse. Die Lagerung der Lunge bei geschlossenem Thorax führt somit zu keiner Veränderung des oberflächenaktiven Filmes an der Alveolarwand.

In den beiden folgenden Untersuchungsgruppen wurde bei geschlossenem Thorax einmal beim toten (III B) und einmal beim lebenden (IV) Tier beatmet. Der endexspiratorische Druck betrug während der Beatmung konstant 0 cm H_2O.

Beim lebenden Tier kam es während der Beatmung bei geschlossenem Thorax zu keiner Veränderung der Compliance. Die Kennziffer für den exspiratorischen Teil des Volumen-Druck-Diagrammes zeigte lediglich eine thoraxbedingte Veränderung, wiederum waren die Werte nach anschließender Eröffnung des Thorax in beiden Beatmungsgruppen, beim toten und lebenden Tier, im Normbereich.

Auch die Untersuchung des Lungenextraktes und der Stabilität der Lungenbläschen ergab eine normgerechte Aktivität in beiden Beatmungsgruppen. Es führte daher weder beim toten noch beim lebenden Versuchstier die Beatmung bei geschlossenem Thorax zu einer Beeinflussung des Oberflächenfilmes in den Alveolen.

Der Unterschied gegenüber der Beatmung bei offenem Thorax liegt vor allem im Ausmaß der Retraktion der Lunge am Ende der Exspiration. Bei offenem Thorax erfolgt diese bis zum Minimalvolumen, bei geschlossenem Thorax, wenn der endexspiratorische, transpulmonale Druck konstant gehalten wird, nur bis zur FRK (Abb. 17). Daher wird bei geschlossenem Thorax eine Kompression des Alveolarfilmes, welche zu einer wesentlichen

Reduktion der O.S. führt, verhindert, oberflächenaktive Moleküle werden nur in unbedeutendem Ausmaß, oder gar nicht abgesprengt, der Verlust an Surfactant-Molekülen ist gering, die Reserven in der Subphase bleiben erhalten. Diese Versuchsreihe läßt überdies den Schluß zu, daß primär die Kompression des Alveolarfilmes und nicht die Dehnung des Alveolarfilmes oder der unphysiologisch hohe Inspirationsdruck für die Störung am Oberflächenfilm verantwortlich ist.

In der abschließenden V. Untersuchungsserie soll die Rolle, welche die Kompression des Alveolarfilmes spielt, noch durch eine weitere Anordnung geprüft werden.

Es wurden lebende Untersuchungstiere bei offenem Thorax beatmet. Um die Retraktion der Lunge bis zum Minimalvolumen zu verhindern, wurde die Einstellung am Respirator so gewählt, daß der *endexspiratorische Druck plus 5 cm* H_2O betrug. Dadurch war ein transpulmonaler Druck gewährleistet, der im Exspirium die Retraktion der Lunge bis zum Minimalvolumen verhindert und ein endexspiratorisches Volumen, das etwa 45–60% der TK entspricht [4], gewährleistet (Abb. 17). Sowohl die Compliance als auch die Kennziffer K_E zeigen unter diesen Untersuchungsbedingungen keine Verschlechterung, sondern eine mit der Beatmungszeit anhaltende Verbesserung der Werte, so daß nach einer Beatmungsdauer von 75 min die Compliance auf 111% und die $K_{E\,75'}$ auf 106% der normgerechten Ausgangswerte anstiegen.

Damit ist ein weiterer Beweis dafür erbracht, daß primär die übermäßige Kompression des Alveolarfilmes für die Schädigung des Oberflächenfilmes verantwortlich ist. Die Dehnung des Alveolarfilmes bis zu einem der TK entsprechenden Volumen führt nur in Verbindung mit einer weit außerhalb des statischen Bereiches gehenden Kompression zu einer Schädigung des Filmes. Letztere Feststellung konnte im Versuch bei offenem Thorax noch beweiskräftiger gemacht werden, da die Expansion der Lunge bei offenem Thorax ausgeprägter ist. Wiederum zeigt auch dieser Versuch, daß relativ extreme Inspirationsdrucke von 30 cm H_2O primär den Oberflächenfilm nicht schädigen. In Verbindung mit einer extremen Kompression führt möglicherweise eine extreme Expansion zu einem rascheren Aufbrauch der oberflächenaktiven Moleküle der Subphase, dies muß man auf Grund der Untersuchungen von SCHOEDEL [96] vermuten.

Primär ist somit bei jeder Respiratorbeatmung *die Größe des endexspiratorischen, transpulmonalen Druckes* und damit das Ausmaß der Retraktion der Lunge im Exspirium, also die Kompression des Alveolarfilmes dafür verantwortlich, inwieweit eine Schädigung des oberflächenaktiven Filmes an der Alveolarwand erfolgen wird. In unseren Untersuchungsserien bei geschlossenem Thorax war der endexspiratorische, transpulmonale Druck immer so hoch, daß eine kritische Kompression des Alveolarfilmes verhindert wurde. Während einer Langzeitbeatmung oder unter besonderen Umständen kann natürlich auch bei geschlossenem Thorax der endexspiratorische Druck erheblich absinken, so daß eine Kompression des Alveolarfilmes unter den statischen Bereich eintreten kann.

So entsprechen Beobachtungen über vermehrtes Auftreten von Atelektasen, Reduktion der Compliance und Zunahme des Shuntblutes bei Abnahme des endexspiratorischen transpulmonalen Druckes während Respiratorbeatmung bei geschlossenem Thorax und bei Spontanatmung [35, 53, 72, 114, 115] ebenfalls den Ergebnissen unserer experimentellen Untersuchungen. Auch die von NUNN, SACHITHANANDAN, BERGMANN und LAWS [80] gemachte Beobachtung, daß bei forcierter Exspiration Hypoxämie und Atelektasen auftreten, dürfte ihre Ursache weniger in den von den Autoren angenommenen reversiblen Obstruktionen, als vielmehr in einer Änderung der O.S. durch die Senkung des endexspiratorischen, transpulmonalen Druckes haben.

Schlußfolgerungen

1. Die Ergebnisse zeigen, daß die kontrollierte Beatmung in der *Kaninchenlunge* zu einer rasch nach Beatmungsbeginn einsetzenden und mit der Dauer der Beatmung *fortschreitenden Irritation des oberflächenaktiven Alveolarfilmes* führen kann. Folge dieser Schädigung des Alveolarfilmes ist eine Störung der Oberflächenspannungsverhältnisse in der beatmeten Lunge mit fortschreitender Atelektasebildung.

2. Die *Ursache* dieses Beatmungsschadens an der Lunge ist a) die rhythmische Kompression (Exspiration) und Dekompression (Inspiration) des oberflächenaktiven Alveolarfilmes während der Beatmung, wenn b) die Kompression weit unter den statischen Bereich des Oberflächenfilmes führt. Unter diesen Voraussetzungen verursacht die Respiratorbeatmung eine Reduktion wirksamer oberflächenaktiver Moleküle in der Grenzschichte. Das Ausmaß dieser Veränderungen nimmt mit der Beatmungsfrequenz und Beatmungsdauer zu.

3. Diese Beatmungsfolgen am Oberflächenfilm in den Alveolen konnten wir a) *abschwächen*, wenn die Verluste an oberflächenaktiven Molekülen während der Beatmung durch entsprechende Neubildung solcher Moleküle einigermaßen ersetzt wurden. Um dies zu erreichen war es erforderlich, während der Beatmung den Alveolarstoffwechsel zu erhalten, also die Beatmung am lebenden Tier bei intakter Lungendurchblutung durchzuführen.

b) *vollkommen verhindern*, wenn wir während der kontrollierten Beatmung einen entsprechenden endexspiratorischen, transpulmonalen Druck aufrechthielten und dadurch eine Retraktion der Lunge im Exspirium nicht unterhalb des statischen Oberflächenspannungsbereiches zuließen. Dies konnten wir in unseren Experimenten dadurch erreichen, daß wir entweder bei geschlossenem Thorax beatmeten, oder bei offenem Thorax den endexspiratorischen Druck von 0 cm H_2O auf plus 5 cm H_2O erhöhten.

4. Die Übertragung dieser an der Kaninchenlunge gewonnenen Ergebnisse auf die *Pathophysiologie beim Menschen* darf nur mit größtem Vorbehalt erfolgen. Unsere klinischen Erfahrungen sprechen dafür, daß in der menschlichen Lunge durch die Respiratorbeatmung eine derart schwere und rasch einsetzende Irritation der O.S., wie sie in den Experimenten beobachtet wurde, unter normalen Voraussetzungen nicht eintreten dürfte, daß jedoch die prinzipiellen Zusammenhänge zwischen Respiratorbeatmung und Störung der O.S. in der Lunge dieselben sind. Direkte Parallelen ergeben sich zwischen unseren experimentellen Ergebnissen am Kaninchen und den klinischen Beobachtungen bei der Respiratorbeatmung von Neugeborenen mit respiratorischer Insuffizienz und bei ausgedehnten, intrathorakalen Eingriffen beim Säugling (z. B. Ösophagusatresieoperation). Wie eingangs schon erwähnt, sind die Oberflächeneigenschaften in der Kaninchenlunge und in der Säuglingslunge sehr ähnlich, und infolge der kleinen Alveolardurchmesser in gleicher Weise ungünstig. Schwere Beatmungsschäden an der Lunge des Säuglings sind bei Langzeitbeatmungen sehr häufig, das gehäufte Auftreten oft flüchtiger und ausgedehnter Atelektasen sind fast die Regel [78]. Nach länger dauernder kontrollierter Beatmung bei ausgedehnten Eingriffen im Thoraxraum, also bei einer artifiziellen Beatmung am offenen Thorax, treten immer ausgeprägte Reduktionen der Compliance auf [82], die Entfaltung von Atelektasen bereitet nicht selten Schwierigkeiten, die Lunge neigt im postoperativen Verlauf zu Atelektasebildungen.

Aus den Ergebnissen unserer Experimente lassen sich für die Klinik der Respiratortherapie bestimmte Schlußfolgerungen ziehen:

a) Die experimentellen Ergebnisse und die klinische Erfahrung unterstreichen vor allem die Bedeutung eines entsprechenden endexspiratorischen, transpulmonalen Druckes während der Respiratorbeatmung. Dieser kann eine gefährliche endexspiratorische Retraktion der Lunge, eine zu ausgeprägte Kompression des Alveolarfilmes, einen pathologischen Verbrauch oberflächenaktiver Moleküle und damit den Kollaps von Alveolen und die fortschreitende Atelektasebildung mit all ihren weiteren Folgen verhindern.

Die Anwendung eines *positiven, endexspiratorischen Druckes* ist bei der kontrollierten Beatmung am offenen Thorax zu empfehlen. Aber auch während einer Langzeitbeatmung bei geschlossenem Thorax ist die intermittierende Einstellung eine positiven, endexspiratorischen Druckes vorteilhaft.

Am Zustandekommen einer Schädigung des Alveolarfilmes während einer Respiratorbeatmung bei geschlossenem Thorax dürfte der Zwerchfellhochstand eine dominierende Rolle spielen. Der Zwerchfellhochstand führt zu einer Kompression der basalen Lungenabschnitte im Exspirium, zu einer Abnahme des endexspiratorischen, transpulmonalen Druckes und damit zu einer vermehrten endexspiratorischen Kompression des Alveolarfilmes. Dadurch wird in den basalen Lungenabschnitten eine Störung der O.S. und die Entwicklung von Atelektasen eingeleitet. Erfahrungsgemäß treten gerade bei Zwerchfellhochstand während der Langzeitbeatmung vermehrt pulmonale Beatmungsschäden auf (u. a. Magen-Darmatonie bei toxischen Patienten nach Vergiftungen oder septischen Zuständen, beim Tetanus, bei postoperativen abdominellen Komplikationen, nach Schädelhirntraumen, bei Urämie und Peritonealdialyse, bei der Myasthenie und bei der Adipositas) [18, 81, 117].

Da der transpulmonale Druck im Endexspirium vom Muskeltonus und der Stabilität der Thoraxwand und des Zwerchfelles abhängig ist, ist dieser Druck bei Lähmung der Thoraxwand und des Zwerchfelles erniedrigt. Daher kommt es zur Compliancereduktion bei kompletter Muskelrelaxation und vor allem zum gehäuften Auftreten von Beatmungsschäden bei Myasthenie [18] und beim instabilen Thorax, wie etwa nach Rippenserienfrakturen [18].

Große Atemvolumina, intermittierende Lungenblähungen [7, 26, 27, 30, 47, 72, 79, 94] und vor allem die intermittierende Beatmung mit erhöhtem endexspiratorischem Druck können solche Alveolen, deren Kompressionszustand im Exspirium weit unter dem statischen Bereich liegt, wieder entfalten, wodurch die fortschreitende Abstoßung von Molekülen von der Grenzschichte gestoppt und dem Verlust an oberflächenaktiven Molekülen Einhalt geboten wird.

Im Engström-Respirator ist ein endexspiratorisches Ventil eingebaut, um durch Erhöhung des endexspiratorischen Druckes die FRK zu erhöhen [54]. Die Anwendung dieses Ventils wurde auf Grund von Behandlungsergebnissen beim akuten Lungenödem durch HOSSLI und BÜHLMANN [55] empfohlen. Wir nehmen an, daß die günstige Wirkung eines erhöhten endexspiratorischen Druckes auch beim Lungenödem, bei dem eine Störung der Oberflächenspannungsverhältnisse vorliegt [48, 100], u. a. durch eine vorteilhafte Beeinflussung des Oberflächenfilmes zu erklären ist. Im Dräger-Narkosespiromat ist auf Grund klinischer Beobachtungen einer Compliance-Verschlechterung bei gleichförmiger automatischer Beatmung eine Vorrichtung eingebaut, welche automatisch den endexspiratorischen Druck intermittierend erhöht.

b) Auf Grund unserer experimentellen Ergebnisse muß vor der wahllosen Anwendung negativer Druckphasen während der Respiratorbeatmung gewarnt werden. Die negative Phase kann im Exspirium, und dies besonders bei schon primär erniedrigtem endexspiratorischem transpulmonalem Druck, die Kompression des Alveolarfilmes verstärken, und dadurch die Gefahr von Beatmungsschäden an diesem Film erhöhen. Die Einnahme einer gemäßigten Stellung in bezug auf die Verordnung einer negativen Phase, wie sie von BERGMANN [13] empfohlen wird, ergibt sich somit auch aus den in unseren Untersuchungen erarbeiteten Gesichtspunkten. So können wir die auf Grund tierexperimenteller Untersuchungen von SCHNEIDER [94] für die Langzeitbeatmung gegebenen Empfehlungen, wie niedrige Atemfrequenz, lange Insufflationszeit und periodisches Blähen der Lungen unterstreichen, möchten jedoch davor warnen, die Positiv-Negativ-Druckbeatmung auch in Verbindung mit niedriger Atemfrequenz, großem Atemzugsvolumen, langer Insufflationszeit und niedrigem Insufflationsdruck als günstigste Beatmungsform anzusehen.

c) Unsere Ergebnisse unterstreichen die große Bedeutung einer adäquaten Lungenperfusion während der intermittierenden Überdruckbeatmung. So kann eine gestörte Lungenperfusion mit sekundärer Behinderung des Alveolarstoffwechsels während der Respiratorbeatmung die Gefahr einer Schädigung des Alveolarfilmes erheblich erhöhen. Ein solcher Mechanismus liegt möglicherweise bei der Entstehung des Postperfusionssyndroms der Lunge nach extrakorporaler Zirkulation vor. Im Experiment wurde bei diesem mit einer Reduktion der Compliance und Atelektasenbildung einhergehenden Syndrom eine Störung der O.S. nachgewiesen [71]. Man kann überdies annehmen, daß die während der Respiratorbeatmung wahrscheinlich nicht selten auftretenden Microembolien in die Lungengefäße die Entwicklung eines Beatmungsschaden am Alveolarfilm fördern [36, 105].

5. Aus den vorliegenden Befunden ergeben sich schließlich grundsätzliche Folgerungen für *Tierexperimente*, welche Untersuchungen über Entstehung und Beeinflussung von Atelektasen, der Compliance und der O.S. dienen sollen; immer muß man daran denken, daß die künstliche Beatmung allein unter bestimmten Voraussetzungen das Versuchsergebnis beeinflussen kann.

6. Vor allem aber möchte ich betonen, daß die Ergebnisse der vorliegenden Arbeit wohl die Bedeutung der O.S. in der Lunge im Rahmen der Respiratorbeatmung außer Zweifel stellen, daß unsere Ergebnisse jedoch mehr Probleme aufwerfen, als sie Probleme zu lösen vermochten. Es werden eine Reihe neuer Versuchsanordnungen notwendig sein, um diese Probleme zu bearbeiten. Es wäre besonders erfreulich, wenn die vorliegende Arbeit weitere Forschungsgruppen anregen könnte, sich mit den faszinierenden Problemen der O.S. in der Lunge zu beschäftigen, einem Forschungsgebiet, das theoretisch so eingehend bearbeitet, bis heute noch wenige praktisch-klinische Ergebnisse erbrachte.

Summary

Animal experiments were done to test the effect of mechanical respiration on the surface tension properties of the lung.

In five different series of investigations dead or living rabbits were ventilated, having their chests open or closed.

The surface tension in the lungs was measured with the bubble-stability method (PATTLE), the lung extract method (Wilhelmy-Balance) and by taking a volume-pressure-diagramme.

These studies showed, that in dead animals controlled ventilation disturbs the alveolar lining layer, when the end-exspiratory transpulmonary pressure during ventilation had been 0 cm H_2O.

This disturbance is following immediately after the beginning of artificial breathing, and gets worse with the duration of controlled ventilation.

When living animals were ventilated the damage of the alveolar lining film was significantly less.

No alteration of the surface properties were observed, when the end-exspiratory pressure was 5 cm H_2O during ventilation.

The cause of this effect of controlled ventilation on the surface properties and the possible clinical consequences are discussed.

Literatur

1. ABRAMS, M. E.: Isolation and quantitative estimation of pulmonary surface-active lipoprotein. J. appl. Physiol. **21**, 2, 718 (1966).
2. ADAMS, F. H., G. ENHÖRNING, and A. NORMAN: Surface properties of lung extracts. Acta physiol. scand. **68**, 28 (1966).
3. ANTHONISEN, N. R.: Changes in compliance in rabbits subjected to acute bronchoconstriction. J. appl. Physiol. **18**, 539 (1963).
4. — Changes in shunt flow, compliance, and volume of lungs during apneic oxygenation. Amer. J. Physiol. **207**, 239 (1964).
5. AVERY, M. E. and V. CHERNICK: Alterations of the alveolar lining layer in living rabbits. Soc. Ped. Res. **63**, 762 (1963).
6. —, and J. MEAD: Surface properties in relation to atelectasis and hyaline membrane disease. A. M. A. J. Dis. Child. **97**, 517 (1959).
7. BENDIXEN, H. H., J. HEDLEY-WHYTE, and M. B. LAVER: Impaired oxygenation in surgical patients during general anesthesia with controlled ventilation. New Engl. J. Med. **269**, 991 (1963).
8. BENZER, H., R. KUCHER, G. LECHNER, F. MUHAR, H. POKIESER u. K. STEINBEREITHNER: Restzustände nach Behandlung lebensbedrohender Atemstörungen im Rahmen einer Intensivbehandlungsstation. Wien. med. Wschr. **118**, 175 (1968).
9. — u. J. LEMPERT: Zur Bedeutung oberflächenaktiver Substanzen in der Lunge. Wien. klin. Wschr. **45**, 828 (1967).

10. BENZER, H., J. LEMPERT u. H. REGELE: Oberflächenspannung in der Lunge und hyaline Membranen-Krankheit. Wien. klin. Wschr., im Druck.

11. —, —, E. MÜLLER, G. THOMA u. W. TÖLLE: Experimentelle Atelektasen und Oberflächenspannung in der Lunge. Respiration, im Druck.

12. —, E. MÜLLER u. W. TÖLLE: Fettembolie und Oberflächenspannung in der Lunge. Der Anaesthesist, im Druck

13. BERGMANN, H.: Vergleichende Betrachtungen von Beatmungsgeräten. Anaesthesiologie und Wiederbelebung, Band 27. Berlin-Heidelberg-New York: Springer, 1968.

14. BERNSTEIN, L.: The elastic pressure-volume curves of the lungs and thorax of the living rabbit. J. Physiol. **138**, 473 (1957).

15. BROWN, E. S., R. P. JOHNSON, and J. A. CLEMENTS: Pulmonary surface tension. J. appl. Physiol. **14**, 717 (1959)

16. — Isolation and assay of dipalmityl lecithin in lung extracts. Amer. J. Physiol. **207**, 402 (1964).

17. — Assay of surface-active material from emphysematous lungs. Med. thorac. **22**, 70 (1965).

18. BRÜCKE, P., R. KUCHER, E. KUTSCHA-LISSBERG, H. POKIESER, H. REGELE u. K. STEINBEREITHNER: Lungenveränderungen unter künstlicher Beatmung. Die Ateminsuffizienz und ihre klinische Behandlung. Stuttgart: Georg Thieme Verlag, 1967 p. 200.

19. CÁVAGNA, G. A., E. J. STEMMLER, and A. B. DuBOIS: Alveolar resistance to atelectasis. J. appl. Physiol. **22**, 441 (1967).

20. CEDERBERG, A., S. HELLSTEN, and G. NIORNER: Oxygen treatment and hyaline pulmonary membranes in adults. Acta path. microbiol. scand. **64**, 450 (1965).

21. CLEMENTS, J. A.: Surface tension of lung extracts. Proc. Soc. exp. Biol. (N.Y.) **95**, 170 (1957).

22. —, E. S. BROWN, and R. P. JOHNSON: Pulmonary surface tension and mucus lining of the lungs: Some theoretical considerations. J. appl. Physiol. **12**, 262 (1958).

23. —, R. F. HUSTEAD, R. P. JOHNSON, and I. GRIBETZ: Pulmonary surface tension and alveolar stability. J. appl. Physiol. **16**, 444 (1961).

24. — Surface phenomena in relation to pulmonary function. Physiologist **5**, 11 (1962).

25. CLENAHAN, J. B., and A. URTNOWSKI: Effect of ventilation on surfactant, and its turnover rate. J. appl. Physiol. **23**, 2, 215 (1967).

26. COLLIER, C. R., and J. MEAD: Pulmonary exchange as related to altered pulmonary mechanics in anesthetized dogs. J. appl. Physiol. **19**, 4, 659 (1964).

27. DIAMENT, M. L., and K. N. V. PALMER: Venous arterial pulmonary shunting as the principal cause of postoperative hypoxämia. Lancet, Jan. **7**, 15 (1967).

28. EDMUNDS, L. H., and G. L. HUBER: Pulmonary artery occlusion. I. Volume pressure relationships and alveolar bubble stability. J. appl. Physiol. **22**, 990 (1967).

29. EDWARDS, R.: Transoperational induced pulmonary atelectasis. Thorax **21**, 459 (1966).

30. EGBERT, L. D., M. B. LAVER, and H. H. BENDIXEN: Intermittent deep breaths and compliance during anesthesia in man. Anaesthesiology **24**, 57 (1963).

31. EISENREICH, F.: Resorption und Retraktion bei der Entstehung von Lungenatelektasen. Z. ges. exp. Med. **137**, 413 (1963).

32. FARIDY, E. E., S. PERMUTT, and R. L. RILEY: Effect of ventilation on surface forces in excised dogs lungs. J. appl. Physiol. **21**, 1453 (1966).
33. FINLEY, T. N.: Pulmonary surface activity and the problems of atelectasis, wetting, foaming and detergency in the lung. Anesth. Anal. **42**, 35 (1963).
34. —, T. E. MORGAN, H. C. FIALKOW, and G. L. HUBER: Surface activity of phospholipid components of dog pulmonary surfactant collected in vivo. Fed. Proc. **23**, 156 (1964).
35. GALLOON, S., and N. ROSEN: Changes in airway resistance and alveolar trapping with positive-negative ventilation. Anaesthesia **20**, 429 (1965).
36. GIAMMONA, S. T., I. MANDELBAUM, J. FOY, and S. BONDURANT: Effects of pulmonary artery ligation on pulmonary surfactant and pressure-volume characteristics of dog lung. Circulat. Res. **18**, 683 (1966).
37. GOLD, N. I., and N. HELRICH: Mechanics of breathing during anesthesia. 2. The influence of airway adequacy. Anesthesiology **26**, 751 (1965).
38. GREENFIELD, L. J., P. A. EBERT, and D. W. BENSON: Effect of positive pressure ventilation on surface tension properties of lung extracts. Anaesthesiology **25**, 312 (1964).
39. GRIBETZ, I., N. R. FRANK, and M. E. AVERY: Static volume-pressure relations of excised lungs of infants with hyaline membrane disease, newborn and stillborn infants. J. clin. Invest. **38**, 2168 (1959).
40. GRIFFO, Z. J., and A. ROOS: Effect of O_2 breathing on pulmonary compliance. J. appl. Physiol. **17**, 233 (1962).
41. GRUENWALD, P.: Surface tension as a factor in the resistance of neonatal lungs to aeration. Amer. J. Obstet. Gynec. **53**, 996 (1947).
42. — A numerical index of the stability of lung expansion. J. appl. Physiol. **18**, 665 (1963).
43. — The stability of expansion of the lung in pulmonary pathology. Amer. J. clin. Path. **41**, 176 (1964).
44. HACKNEY, J. D., C. R. COLLIER, D. CONRAD, and J. COGGIN: Pulmonary surface phenomena in oxygen poisoning. Clin. Res. **11**, 91 (1963).
45. HALMAGYI, D. F., and H. J. COLEBATCH: Cardiorespiratory effects of experimental lung embolism. J. clin. Invest. **40**, 1785 (1961).
46. HAMILTON, W. K.: Atelectasis, Pneumothorax, and aspiration as postoperative complications. Anaesthesiology **22**, 708 (1961)
47. —, J. S. McDONALD, H. W. FISCHER, and R. BETHARDS: Postoperative respiratory complications. Anaesthesiology **25**, 607 (1964).
48. HARLAN, W. R., S. I. SAID, and C. M. BANERJEE: Metabolism of pulmonary phospholipids in normal lung and during acute pulmonary edema. Amer. Rev. resp. Dis. **94**, 938 (1966).
49. HARTUNG, W., u. D. KAFARNIK: Zur Statik des Thorax-Lungen-Systems an der Leiche. I. Methodik, globale Volumendehnbarkeit und Vergleich mit Meßergebnissen am Lebenden. Med. Thorac. **23**, 1 (1966).
50. — — Zur Statik des Thorax-Lungen-Systems an der Leiche. II. Einfluß krankhafter Veränderungen und experimenteller Variation der Versuchsbedingungen auf die Volumendehnbarkeit. Med. Thorac. **23**, 77 (1966).
51. —, u. K. BÜTTINGHAUS: Messungen der dynamischen Volumendehnbarkeit isolierter normaler menschlicher Lungen. Med. Thorac. **24**, 348 (1967).
52. HAYEK, v. H.: Über die Veränderlichkeit der Oberflächenspannung in den Alveolen und ihre Bedeutung für die Retraktionskraft der Lunge. Naunyn-Schmiedeberg's Arch. exp. Path. Pharmak. **214**, 266 (1952).

53. Hedley-Whyte, J., B. M. Laver, and H. H. Bendixen: Effect of changes in tidal ventilation on physiologic shunting. Amer. J. Physiol. **206**, 4, 891 (1964).

54. Herzog, P.: Advice and practical instructions for the use of the Engström respirator. Opusc. med. **9**, 3 (1964).

55. Hossli, G., u. A. Bühlman: Überdruckbeatmung beim akuten Lungenödem. Anaesthesiology and Resuscitation, Band 15. Berlin-Heidelberg-New York: Springer, 1967.

56. Howatt, W. F., and L. B. Strang: A comparison of two methods for evaluating surface properties of the lung. J. appl. Physiol. **20**, 782 (1965).

57. Johnson, J. W. C., E. E. Faridy, and R. L. Riley: Factors affecting pressure-volume and surface tension properties of excised lungs. Fed. Proc. **23**, 156 (1964).

58. —, S. Permutt, J. H. Sipple, and El Sayed Salem: Effect of intra-alveolar fluid on pulmonary surface tension properties. J. appl. Physiol. **19**, 769 (1964).

59. Klaus, M., J. A. Clements, and J. Havel: Composition of surface-active material isolated from beef lung. Proc. nat. Acad. Sci. (Wash.) **47**, 1858 (1961).

60. — — — Surface-active extracts of the lung. A. M. A. J. Dis. Child. **102**, 709 (1961).

61. —, O. Reiss, W. M. Tooley, and C. Piel: Alveolar epithelial cell mitochondria as a source of the surface-active lung lining. Fed. Proc. **21**, 445 (1962).

62. — — —, and C. Piel: Alveolar epithelial cell mitochondria as source of the surface-active lung lining. Science **137**, 750 (1962).

63. Keuskamp, D. H. G.: Wechseldruckbeatmung beim Kleinkind und Säugling mittels eines modifizierten Ayreschen T-Verbindungsstückes. Der Anaesthesist **12**, 7 (1963).

64. Kluge, A.: Alveolengröße und Retraktionskraft der Lunge. Verh. dtsch. Ges. Path. **48**, 226 (1964).

65. — Oberflächenspannung in der Lunge. Ergebnisse der ges. Lungen- und Tuberkuloseforschung Band XVI p. 10. Stuttgart: Georg Thieme Verlag, 1967.

66. Kötter, D.: Untersuchungen über quantitative und qualitative Änderungen der Oberflächenstoffe aus den Lungenalveolen im Langmuir-Trog. Pflügers Arch. ges. Physiol. **289**, 48 (1966).

67. —, u. R. Rüfer: Die Oberflächenaktivität im Langmuir-Trog bei Quantitäts- und Qualitätsänderung von aktivem Material aus Rattenlungen. Respiration **25**, 35 (1968).

68. Kress, D., u. K. Semm: Erfahrungen mit einem neuen Beatmungsgerät zur phasengerechten Wechseldruck-Beatmung apnoischer Neugeborener. Geburtsh. u. Frauenheilk. **27**, 146 (1967).

69. Larson, C. P.: Pulmonary compliance in anesthetized man. Anesthesiology **26**, 708 (1965).

70. Levine, B. E., and R. P. Johnson: Surface activity of the saline extracts from inflated and degassed normal lungs. J. appl. Physiol. **19**, 333 (1964).

71. Mandelbaum, I. D., and S. T. Giammona: Extracorporalcirculation, pulmonary compliance, and pulmonary surfactant. J. thorac. cardiovasc. Surg. **48**, 881 (1964).

72. Mead, J., and C. Collier: Relation of volume history of lungs to respiratory mechanics in anesthetized dogs. J. appl. Physiol. **14**, 669 (1959).

73. Mendenhall, R. M., and H. E. Stockinger: Films from lungs washings as a mechanism model for lung injury by ozone. J. appl. Physiol. **17**, 28 (1962).

74. —, and A. L. Mendenhall: Lung alveolar surfactant, lung elasticity and lung stability. Nature **21**, 747 (1964).

75. Nadel, J. A., H. J. Colebatch, and C. R. Olsen: Location and mechanism of airway constriction after barium sulfate microembolism. J. appl. Physiol. **19**, 387 (1964).

76. Nash, G., J. B. Blennerhassett, and H. Pontoppidan: Pulmonary lesions associated with oxygen therapy and artificial ventilation. New Engl. J. Med. **276**, 368 (1967).

77. Neergaard, v. K.: Neue Auffassung über einen Grundbegriff der Atem-mechanik. Die Retraktionskraft der Lunge, abhängig von der Oberflächenspannung in den Alveolen. Z. ges. exp. Med. **66**, 373 (1929).

78. Northway, W. H., R. C. Rosan, and D. Y. Porter: Pulmonary disease following respirator therapy of hyaline-membrane disease. New Engl. J. Med. **276**, 357 (1967).

79. Nunn, J. F., N. A. Bergman, and A. J. Coleman: Factors influencing the arterial oxygen tension during anaesthesia with artificial ventilation. Brit. J. Anaesth. **37**, 898 (1965).

80. —, A. J. Coleman, T. Sachithanandan, N. A. Bergman, and J. W. Laws: Hypoxaemia and atelectasis produced by forced exspiration. Brit. J. Anaesth. **37**, 3 (1965).

81. Okinaka, A. J.: Postoperative pattern of breathing and compliance. Arch. Surg. **92**, 878 (1966).

82. Okmian, L., G. Wallgren, and A. Wahlin: Artificial ventilation by respirator for new born and small infants during anaesthesia. Acta anaesth. scand. **10**, 181 (1966).

83. Pattle, R. E.: Properties, function and origin of the alveolar lining layer. Natur (London) **175**, 1125 (1955).

84. — Properties, function and origin of the alveolar lining layer. Proc. roy. Soc. **148**, 217 (1958).

85. —, and F. Burgess: The lung lining film in some pathological conditions. J. Path. Bact. **82**, 315 (1961)

86. —, and L. C. Thomas: Lipoprotein composition of the film lining the lung. Nature (London) **189**, 844 (1961).

87. —, A. E. Claireaux, P. A. Davies, and H. A. Cameron: Inability to form a lung-lining film as a cause of the respiratory distress syndrome in the new born. Lancet 469 (1962).

88. — The lining layer of the lung alveoli. Brit. med. Bull. **19**, 41 (1963).

89. — Surface lining of lung alveoli. Physiol. Rev. **45**, 48 (1965).

90. — Lung surfactant and its possible reaction to air pollution. Arch. environm. Hlth. **14**, 70 (1967).

91. Rüfer, R.: Der Einfluß oberflächenaktiver Substanzen auf Entfaltung und Retraktion isolierter Lungen. Pflügers Arch. ges. Physiol. **298**, 170 (1967).

92. Scarpelli, E. M., K. H. Gabbay, and J. A. Kochen: Lung surfactants, counterions and hysteresis. Science **148**, 1607 (1965).

93. —, B. C. Clutario, and F. A. Taylor: Preliminary identification of the lung surfactant system. J. appl. Physiol. **23**, 6, 880 (1967).

94. Schneider, H.: Tierexperimentelle Untersuchungen zur Klärung der Entstehung sog. Atelektasen durch Langzeitbeatmung. Die Ateminsuffizienz und ihre klinische Behandlung. Stuttgart: Georg Thieme Verlag 1967, p. 212.

95. Schoedel, W.: Physiologie und Pathophysiologie der Lunge. Med. Welt 29, 1609 (1965).

96. — Einflüsse von Beatmung und Zigarettenrauch auf das statische Druck-Volumen-Diagramm isolierter Rattenlungen. Pflügers Arch. ges. Physiol. **284**, 176 (1965).

97. Sekulic, S. M., J. T. Hamlin, and L. T. Ellison: Effect of infection and pulmonary circulation abnormalities on alveolar surfactant. Fed. Proc. **25**, 565 (1966).

98. Semm, K. u. D. Kress: Die Bedeutung der Relation von Druck mal Zeit bei der Entfaltung atelektatischer Neugeborenenlungen durch Überdruck. Arch. Gynäk. **199**, 279 (1963).

99. Severinghaus, J. W., E. W. Swenson, T. N. Finley, M. T. Lategola, and J. Williams: Unilateral hypoventilation produced in dogs by occluding one pulmonary artery. J. appl. Physiol. **16**, 53 (1961).

100. Sharp, J. T., G. T. Griffith, I. L. Bunnell, and D. G. Green: Ventilatory mechanics in pulmonary edema in man. J. clin. Invest. **37**, 111 (1958).

101. —, F. N. Johnson, N. B. Goldberg, and P. van Lith: Hysteresis and stress adaptation in the human respiratory system. J. appl. Physiol. **23**, 487 (1967).

102. Shimizu, T., and F. J. Lewis: An experimental study of respiratory mechanics following chest surgery. J. thorac. cardiovasc. Surg. **52**, 68 (1966).

103. Slavkovic, V., L. E. Wingo, R. G. Ellison, and L. T. Ellison: Alveolar bubble-stability method in the study of lung alveolar surfactant. J. appl. Physiol. **24**, 510 (1968).

104. Stahl, W. R.: Scaling of respiratory variables in mammals. J. appl. Physiol. **22**, 453 (1967).

105. Sutnick, A. I., L. D. Miller, and M. M. Cronlund: Surface activity following pulmonary embolism. Clin. Res. **15**, 474 (1967).

106. Thomas, P. A.: Observations from the respiratory history of 30 patients with normal pulmonary surfactant. J. thorac. cardiovasc. Surg. **52**, 11 (1966).

107. — A technique for surface tension determinations of extracts from lung biopsy specimens. J. surg. Res. **6**, 142 (1966).

108. — Diagnostic lung biopsy: a correlative determination of histopathology and pulmonary surfactant. Amer. Rev. resp. Dis. **96**, 1222 (1967).

109. Tierney, D. F., and R. P. Johnson: Factors in tension-area relationships of pulmonary surface films. Physiologist 4/122 (1961).

110. — — Altered surface tension of lung extracts and lung mechanics. J. appl. Physiol. **20**, 1253 (1965).

111. —, and J. A. Clements: Surface forces, compliance and air space configuration of the lung. Physiologist **7**, 271 (1964).

112. — — Surface kinetics and pulmonary compliance. Fed. Proc. **23**, 156 (1964).

113. — Pulmonary surfactant in health and disease. Dis. Chest **47**, 247 (1965).

114. Watson, W. E.: Some observations on dynamic lung compliance during intermittent positive pressure respiration. Brit. J. Anaesth. **34**, 153 (1962).

115. Williams, J. V., D. F. Tierney, and H. R. Parker: Surface forces in the lung, atelektasis and transpulmonary pressure. J. appl. Physiol. **21**, 3, 819 (1966).

116. Wohl, M. E. B., J. Turner, and J. Mead: Static volume-pressure curves of dog lungs-in vivo and in vitro. J. appl. Physiol. **24**, 348 (1968).

117. Zeilhofer, R.: Die Mechanik der Atmung bei Adipositas. Arbeitsmed. Sozialmed. Arbeitshyg. **2**, 111 (1967).

Druck: Universitätsdruckerei Mainz GmbH